Excelで学ぶ

医療・看護のための統計入門

石村友二郎・今福恵子　著
石村貞夫　監修

東京図書

まえがき

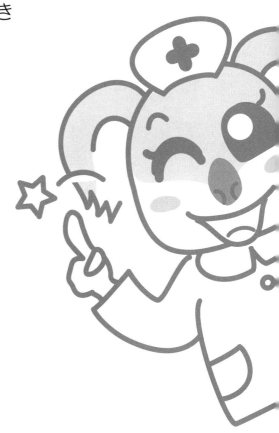

この本は

“もっともやさしい医療・看護のための統計学”

をめざして書かれています.

　統計学といえば，最初に連想するのが

　　　　　　　　　　　　数式　や　難しい数学

ですね.
　さらに，医学統計といえば

　　　　　　　　　医学専門誌に投稿するような高度な論文

を連想してしまいます.
　でも，この本には，難しい数学や高度な理論などは，登場しません.

　この本に登場するデータは

　　　　　　　　収縮期血圧　　　血糖値　　コレステロール値　　体脂肪率

といった

“日常生活で話題になるような身近な測定値”

を取り上げてみました.

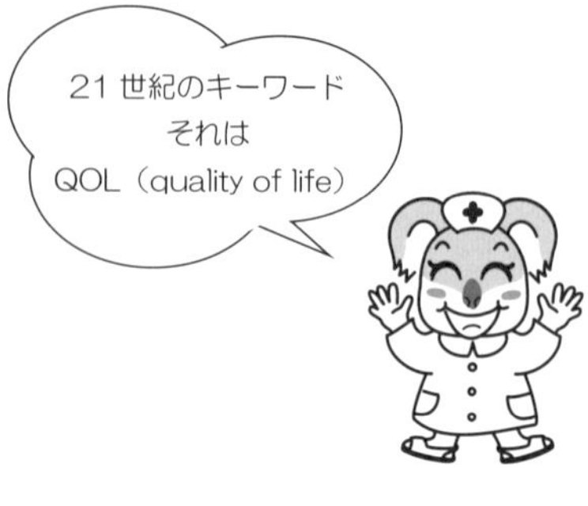

21 世紀のキーワード
それは
QOL（quality of life）

このような親しみやすい数値を使って

医療・看護のための統計学

を勉強してみましょう.

　身近にあるデータを使うことにより

"統計学が，より一層，身近に感じられる"

ことと思います.

　本書の第1版の共著者で，生活習慣病のデータを提供していただいた，
『までのこうじクリニック』院長萬里小路直樹先生に，深く感謝いたします.

　生命表の計算では，循環器内科医 林夕起子さんのご協力を得ました.
深く感謝します.

　最後に，最新のデータを検索・調査していただいた宇佐美敦子さん，
東京図書編集部の河原典子さんに深く感謝いたします.

2020年5月15日　吉日

著　者

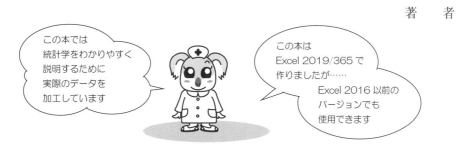

この本では
統計学をわかりやすく
説明するために
実際のデータを
加工しています

この本は
Excel 2019/365 で
作りましたが……
Excel 2016 以前の
バージョンでも
使用できます

◆ 装幀　今垣知沙子
◆ 本文イラスト　石村多賀子

も く じ

10章 平均値や比率の差の検定の求め方

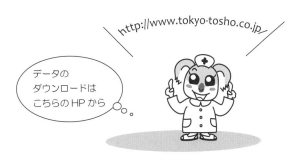

http://www.tokyo-tosho.co.jp/

データの
ダウンロードは
こちらのHPから

Excelで学ぶ
医療・看護のための統計入門

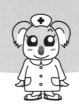

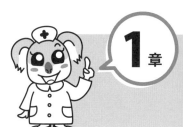

1章 アンケート調査票の作り方

Section 1.1　アンケート調査とは……

新聞，テレビ，雑誌など，いろいろなところで

　　　　アンケート調査

が行われています．

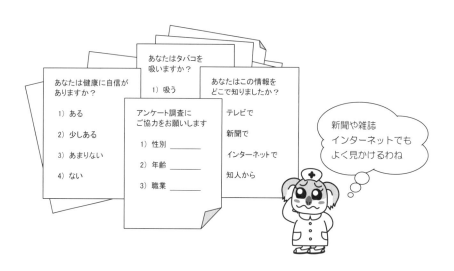

このようなアンケート調査を，ほとんど毎日のように，
私たちは目にすることができます．

● なぜ，アンケート調査をするのでしょうか？

なぜ，アンケート調査をするのでしょうか？

その理由を，いくつかあげてみると……

■アンケート調査の目的

目的―その1.　データや資料を得るため

　　　　　たとえば……　日常の生活態度はいかがですか？

目的―その2.　問題解決のために必要な情報を得るため

　　　　　たとえば……　糖尿病と生活習慣の関係は？

目的―その3.　問題の原因や構造を解明するため

　　　　　たとえば……　糖尿病の原因となる生活習慣とは？

目的―その4.　問題の解決策を探るため

　　　　　たとえば……　糖尿病予防のために何をすればいいの？

目的―その5.　予測のため

　　　　　たとえば……　将来，糖尿病にかかると思われる人は何人？

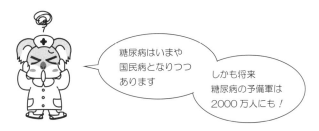

糖尿病はいまや
国民病となりつつ
あります

しかも将来
糖尿病の予備軍は
2000万人にも！

● よくわかるアンケート調査の手順

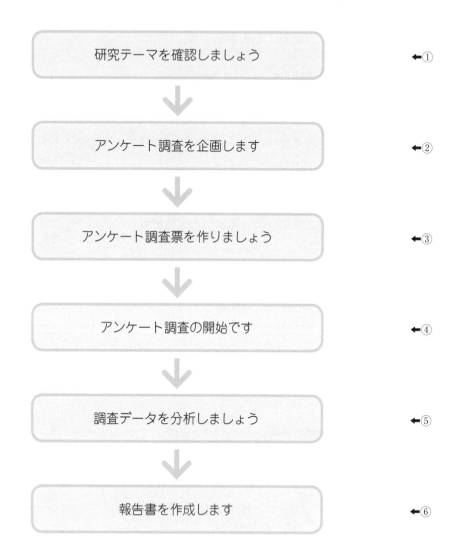

研究テーマを確認しましょう　　←①

アンケート調査を企画します　　←②

アンケート調査票を作りましょう　　←③

アンケート調査の開始です　　←④

調査データを分析しましょう　　←⑤

報告書を作成します　　←⑥

←① たとえば，糖尿病と生活習慣との関係を研究する？

←② ● アンケート調査の対象者は？

　● アンケート調査の地域は？

　● どのようにアンケート調査票を配布しますか？

　● どのようにアンケート調査票を回収しますか？

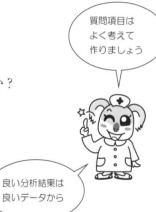

質問項目は
よく考えて
作りましょう

←③ アンケート調査票の質問項目を作ります．

　　　項目．あなたはスポーツをしていますか？

回答についても用意しましょう．

　　　回答．（イ）はい　（ロ）いいえ

良い分析結果は
良いデータから

←④ ● アンケート調査票を配りましょう．

　● アンケート調査票を集めましょう．

←⑤ 統計処理の出番です．でも，その統計処理は適切ですか？

←⑥ 報告書にまとめて，研究集会で発表しましょう．

Section 1.2　アンケート調査票を作成しましょう

医療関係のアンケート調査で大切なポイントは？

■質問項目としては……

項目 1.　あなたの性別は？

項目 2.　おいくつですか？

項目 3.　生活に満足していますか？

項目 4.　疲れやすいですか？

項目 5.　最近，イライラすることがありますか？

項目 6.　他人とのつきあいはうまくいっていますか？

項目 7.　ペットを飼っていますか？

項目 8.　何かスポーツをしていますか？

項目 9.　お酒を飲みますか？

項目 10.　甘いものはお好きですか？

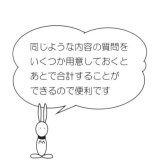

QOL（Quality of Life）これからの介護にとってのキーワードです

同じような内容の質問をいくつか用意しておくとあとで合計することができるので便利です

■回答としては……

（イ）はい　　（ロ）いいえ

のように

2つのカテゴリの中から1つを選択

または

（イ）とても　　（ロ）すこし　　（ハ）あまり

のように

3つのカテゴリの中から1つを選択

などがよく利用されています.

名義データ
順序データ

選択肢が
奇数個ある場合
日本人は真ん中を選ぶ
傾向にあります

■もう1つの回答としては……

項目　あなたは，今の生活に満足していますか？
　　　あなたの思っている満足度のところに印をつけてください.

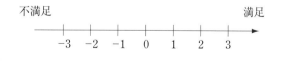

不満足　　　　　　　　　　満足

-3　-2　-1　0　1　2　3

数値データ

などもあります.

生活習慣や生活態度についてのアンケート調査票を作成しましょう.

表 1.2.1　基本のアンケート調査票

（項目 1）　性別について，お答えください

　　（イ）　女性　　（ロ）　男性

（項目 2）　あなたの年齢は

　　（　　）歳

（項目 3）　あなたの血糖値は高いですか

　　（イ）　高い　　（ロ）　正常

低血糖の人は
この調査対象者から
はずれています

（項目 4）　あなたの脂肪摂取量は

　　（イ）　多い　　（ロ）　多くない

（項目 5）　あなたはストレスを感じますか

　　（イ）　感じる　　（ロ）　すこし感じる　　（ハ）　あまり感じない

（項目 6）　あなたは何かスポーツをしていますか

　　（イ）　よくする　　（ロ）　ときどきする　　（ハ）　あまりしない

（項目 7）　あなたはお酒を飲みますか

　　（イ）　よく飲む　　（ロ）　ときどき飲む　　（ハ）　あまり飲まない
　　（ニ）　全く飲まない

✿ ご協力，ありがとうございました ✿

表 1.2.2 アンケート調査の結果

調査回答者	性別	年齢	血糖値	脂肪摂取量	ストレス	スポーツ	飲酒
1	男性	27	正常	多くない	感じる	ときどき	ときどき
2	男性	47	高い	多くない	すこし	あまり	あまり
3	女性	57	正常	多くない	感じる	ときどき	ときどき
4	女性	24	高い	多い	あまり	あまり	ときどき
5	女性	39	正常	多くない	感じる	ときどき	あまり
6	男性	26	正常	多い	すこし	よくする	あまり
7	女性	24	正常	多くない	すこし	あまり	あまり
8	女性	28	正常	多い	感じる	ときどき	よく飲む
9	男性	36	正常	多くない	感じる	あまり	あまり
10	女性	34	正常	多くない	あまり	ときどき	全く
11	男性	58	正常	多くない	感じる	よくする	全く
12	男性	36	正常	多い	感じる	ときどき	ときどき
13	女性	46	正常	多くない	あまり	ときどき	あまり
14	女性	61	正常	多くない	感じる	よくする	よく飲む
15	男性	62	正常	多くない	あまり	あまり	ときどき
16	男性	35	高い	多い	あまり	よくする	あまり
17	男性	49	高い	多い	すこし	あまり	あまり
18	男性	29	正常	多い	すこし	ときどき	ときどき
19	男性	33	高い	多い	感じる	ときどき	ときどき
20	男性	27	高い	多い	感じる	あまり	あまり
21	女性	48	正常	多くない	感じる	よくする	全く
22	男性	49	高い	多い	あまり	あまり	ときどき
23	男性	48	高い	多くない	すこし	ときどき	あまり
24	男性	68	正常	多い	感じる	ときどき	よく飲む
25	男性	33	正常	多い	感じる	あまり	あまり
26	女性	34	正常	多くない	すこし	ときどき	全く
27	男性	24	正常	多くない	感じる	ときどき	ときどき
28	男性	58	高い	多い	すこし	あまり	ときどき
29	男性	48	高い	多い	あまり	あまり	あまり
30	男性	58	高い	多い	すこし	あまり	よく飲む
31	男性	24	高い	多い	感じる	ときどき	あまり
32	女性	49	高い	多い	あまり	あまり	あまり
33	男性	62	高い	多い	感じる	あまり	全く
34	女性	39	高い	多くない	あまり	よくする	全く
35	女性	32	正常	多い	すこし	ときどき	よく飲む
36	男性	32	高い	多くない	すこし	ときどき	よく飲む
37	女性	26	正常	多くない	あまり	ときどき	全く
38	女性	24	高い	多くない	感じる	あまり	よく飲む
39	男性	49	高い	多い	すこし	あまり	あまり
40	男性	33	高い	多い	すこし	ときどき	ときどき
41	女性	45	高い	多い	すこし	あまり	あまり
42	男性	34	高い	多くない	すこし	ときどき	全く

手順 1 ワークシートの1行目に質問項目を入力します.

	A	B	C	D	E	F	G	H
1	調査回答者	性別	年齢	血糖値	脂肪摂取量	ストレス	スポーツ	飲酒
2								
3								
4								

手順 2 ワークシートの2行目に調査回答者 No.1 の結果を入力します.

	A	B	C	D	E	F	G	H
1	調査回答者	性別	年齢	血糖値	脂肪摂取量	ストレス	スポーツ	飲酒
2	1	男性		27	正常	多くない	感じる	ときどき	ときどき
3								
4								

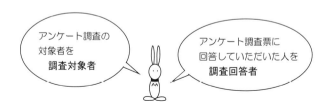

アンケート調査の
対象者を
調査対象者

アンケート調査票に
回答していただいた人を
調査回答者

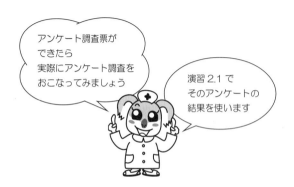

アンケート調査票が
できたら
実際にアンケート調査を
おこなってみましょう

演習 2.1 で
そのアンケートの
結果を使います

手順 3　あとは，アンケート調査票の結果を順に入力します．

	A	B	C	D	E	F	G	H
1	調査回答者	性別	年齢	血糖値	脂肪摂取量	ストレス	スポーツ	飲酒
2	1	男性	27	正常	多くない	感じる	ときどき	ときどき
3	2	男性	47	高い	多くない	すこし	あまり	あまり
4	3	女性	57	正常	多くない	感じる	ときどき	ときどき
5	4	女性	24	高い	多い	あまり	あまり	ときどき
6	5	女性	39	正常	多くない	感じる	ときどき	あまり
7	6	男性	26	正常	多い	すこし	よくする	あまり
8	7	女性	24	正常	多くない	すこし	あまり	あまり
9	8	女性	28	正常	多い	感じる	ときどき	よく飲む
10	9	男性	36	正常	多くない	感じる	あまり	あまり
11	10	女性	34	正常	多くない	あまり	ときどき	全く
12	11	男性	58	正常	多くない	感じる	よくする	全く
13	12	男性	36	正常	多い	感じる	ときどき	ときどき
14	13	女性	46	正常	多くない	あまり	ときどき	あまり
15	14	女性	61	正常	多くない	感じる	よくする	よく飲む
16	15	男性	62	正常	多くない	あまり	あまり	ときどき
17	16	男性	35	高い	多い	あまり	よくする	あまり
18	17	男性	49	高い	多い	すこし	あまり	あまり
19	18	男性	29	正常	多い	すこし	ときどき	ときどき
20	19	男性	33	高い	多い	感じる	ときどき	ときどき
21	20	男性	27	高い	多い	感じる	あまり	あまり
22	21	女性	48	正常	多くない	感じる	よくする	全く
23	22	男性	49	高い	多い	あまり	あまり	ときどき
24	23	男性	48	高い	多くない	すこし	ときどき	あまり
25	24	男性	68	正常	多い	感じる	ときどき	よく飲む
26	25	男性	33	正常	多い	感じる	あまり	あまり
27	26	女性	34	正常	多くない	すこし	ときどき	全く

入力方法で迷ったら
『Excel でやさしく学ぶ統計解析』
という本も参考になります

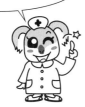

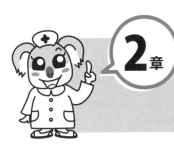

2章 クロス集計表の作り方

Section 2.1　クロス集計表とは……

クロス集計表とは，次のような長方形の表のことです.

表 2.1.1　2×2 クロス集計表

症状 地域	花粉症で悩んでいる	花粉症で悩んでいない
大都市	132 人	346 人
地方都市	95 人	403 人

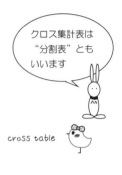

クロス集計表は
"分割表"とも
いいます

cross table

表 2.1.2　2×3 クロス集計表

年代 不眠症	20 代	40 代	60 代
不眠症である	$f_{11} = 140$ 人	$f_{12} = 254$ 人	$f_{13} = 228$ 人
不眠症でない	$f_{21} = 394$ 人	$f_{22} = 530$ 人	$f_{23} = 215$ 人

2 つのカテゴリ
　　…不眠症である　不眠症でない
3 つのカテゴリ
　　…20 代　40 代　60 代

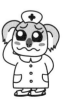

クロス集計表から，何がわかるのでしょうか？

たとえば，次のクロス集計表の場合……

表 2.1.3　血糖値と脂肪摂取量の関係

症状＼生活習慣	脂肪摂取量が多い	脂肪摂取量が多くない
血糖値が高い	人	人
血糖値が正常	人	人

●"血糖値と脂肪摂取量の間に

　　　　　何か関連があるかどうか？"

●"血糖値の高い人と脂肪摂取量の多い人の間に

　　　　　関連があるかどうか？"

といった問題について，答えを見つけることができます．

脂肪エネルギー比率で
1〜29 歳　≧30％
30 歳以上　≧25％の人を
脂肪摂取量の多い人
としています

　クロス集計表の統計処理としては

　　　　●オッズ比

　　　　●独立性の検定

　　　　●残差分析

などが考えられます．

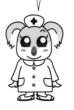

残差分析をすると
関連のあるカテゴリの組合せを
調べることができます

よくわかるクロス集計表の作り方

アンケート調査をもとに，クロス集計表を作りましょう．

血糖値と脂肪摂取量についてのクロス集計表は

表2.1.4　2×2クロス集計表

	脂肪摂取量が多い	脂肪摂取量が多くない
血糖値が高い	ケース1	ケース2
血糖値が正常	ケース3	ケース4

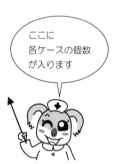

ここに各ケースの個数が入ります

となるので，次の条件を満たすケースの個数を求めます．

- ケース1．　血糖値が高くて脂肪摂取量の多い人は？
- ケース2．　血糖値が高くて脂肪摂取量の多くない人は？
- ケース3．　血糖値が正常で脂肪摂取量の多い人は？
- ケース4．　血糖値が正常で脂肪摂取量の多くない人は？

でもどうやって？

もちろん，回収したアンケート調査票を1枚ずつめくって，

それぞれの条件を満たしているケースの数を数えてもいいのですが……

とても時間がかかります！

このようなときは，Excelのピボットテーブルを利用しましょう．

Excel による クロス集計表の作り方

手順 1 ワークシートに，アンケート調査の結果を入力します．

[挿入]のメニューの中から，[ピボットテーブル]を選択します．

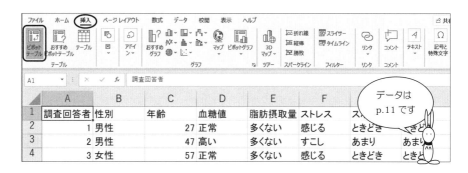

手順 2 データの範囲が指定されるので，[OK]をクリック．

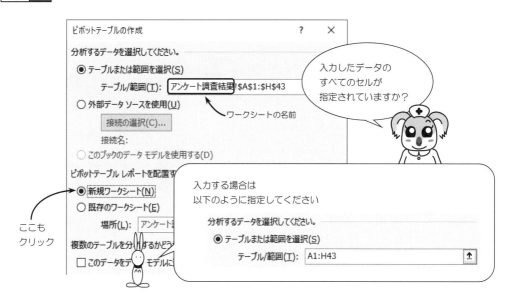

手順 3　次のような画面になりましたか？

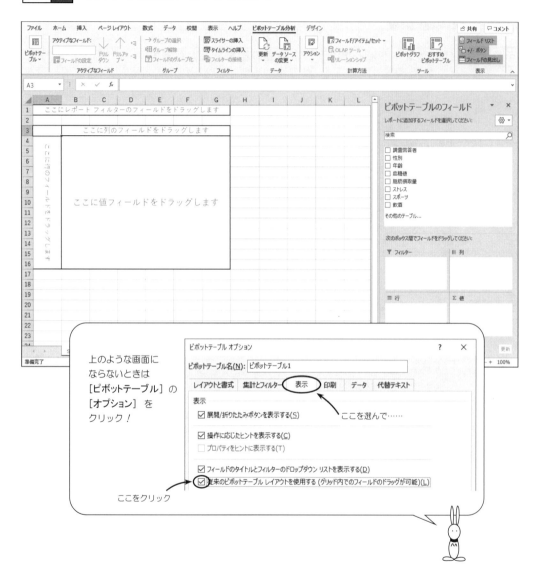

上のような画面に
ならないときは
［ピボットテーブル］の
［オプション］を
クリック！

ここを選んで……

ここをクリック

手順 4 脂肪摂取量を，次のように ［列］ の上へドラッグします．

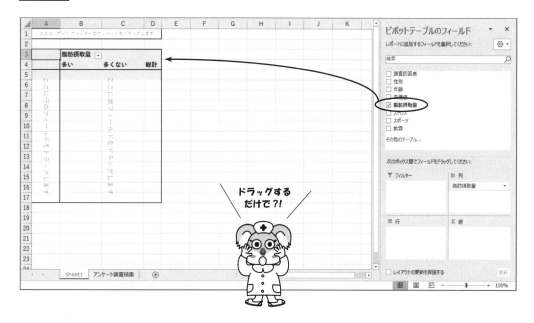

手順 5 同じように，血糖値を，次のように ［行］ の上へドラッグ．

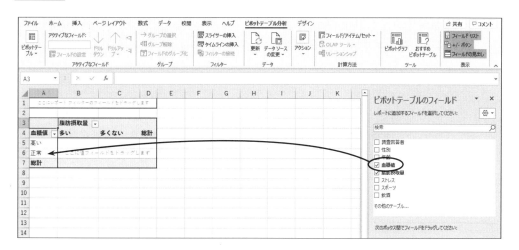

手順 6 最後に，調査回答者を［データ］の上へドラッグすれば，
クロス集計表の完成……なのですが，数値が変ですね？
そんなときは，［合計／調査回答者］のセルを選択して
［値フィールドの設定］をクリックすると……

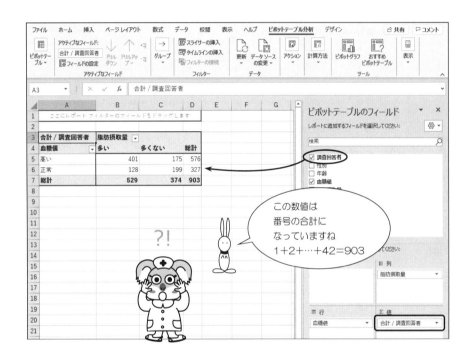

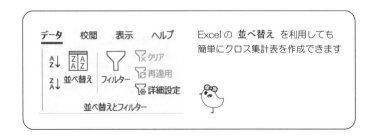

手順 7 次のような画面が現れるので，［個数］を選んで，［OK］.

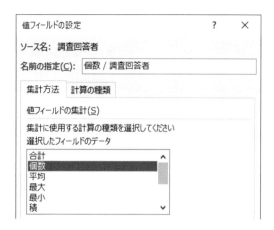

手順 8 クロス集計表の完成です.

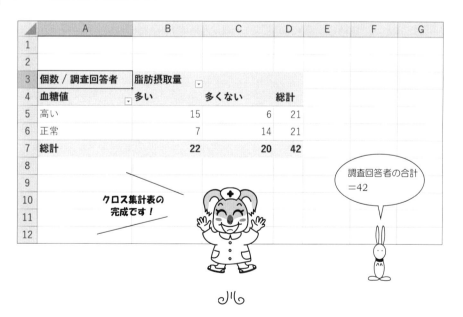

　クロス集計表を使うことにより，2つの要因（＝2つの属性）の間の関係を調べることができます．

　次のデータは，血糖値と脂肪摂取量について調査した結果です．

　独立性の検定を使って

　　　　　"血糖値と脂肪摂取量の間に，何か関連があるかどうか？"

を調べてみましょう．

表 2.2.1　血糖値と脂肪摂取量のクロス集計表

	脂肪摂取量が多い	脂肪摂取量が多くない	合　計
血糖値が高い	15 人	6 人	21 人
血糖値が正常	7 人	14 人	21 人
合　計	22 人	20 人	42 人

　この検定は，次のように仮説と対立仮説をたてることから始まります．

　　　　仮説　　　H_0：血糖値と脂肪摂取量は独立である

　　　　対立仮説 H_1：血糖値と脂肪摂取量の間に関連がある

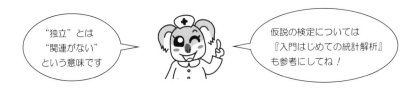

　"独立"とは"関連がない"という意味です

　仮説の検定については『入門はじめての統計解析』も参考にしてね！

● よくわかる独立性の検定のしくみ

手順 1 仮説と対立仮説をたてます.

表 2.2.2 標本（クロス集計表）

母集団

仮説 　 H_0：血糖値と
　　　　　脂肪摂取量は
　　　　　独立である

対立仮説 H_1：血糖値と
　　　　　脂肪摂取量の間に
　　　　　関連がある

ランダムに
抽出

	B_1	B_2	合計
A_1	a	b	$a+b$
A_2	c	d	$c+d$
合計	$a+c$	$b+d$	$a+b+c+d$

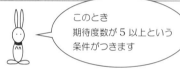

このとき
期待度数が 5 以上という
条件がつきます

手順 2 母集団から，標本をランダムに取り出し

$$検定統計量\ T = \frac{(a+b+c+d)\times(a\times d - b\times c)^2}{(a+c)\times(b+d)\times(a+b)\times(c+d)}$$

を計算します.

手順 3 この検定統計量が図 2.2.1 の棄却域に含まれたら
有意水準 5% で，仮説 H_0 を棄却します.

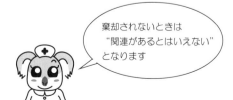

棄却されないときは
"関連があるとはいえない"
となります

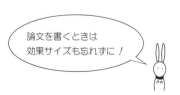

論文を書くときは
効果サイズも忘れずに！

表 2.2.1 の検定統計量は，検定の手順 2 の公式から

$$T = \frac{42 \times (15 \times 14 - 6 \times 7)^2}{22 \times 20 \times 21 \times 21}$$

$$= 6.109$$

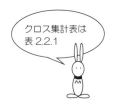

クロス集計表は
表 2.2.1

となります.

この検定統計量は，自由度 1 のカイ 2 乗分布で近似します.

したがって，棄却域は次の領域です.

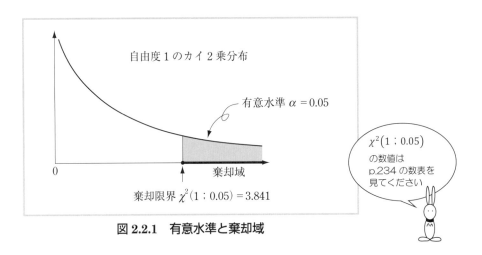

図 2.2.1　有意水準と棄却域

$\chi^2(1 ; 0.05)$
の数値は
p.234 の数表を
見てください

検定統計量と棄却限界を比べると，

検定統計量 6.109 ≧ 棄却限界 3.841

なので，有意水準 5% で，仮説 H_0 は棄却されます.

したがって，

"血糖値と脂肪摂取量の間に関連がある"

ことがわかります.

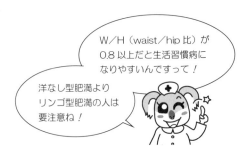

● ところで，有意確率も便利です ?!

　有意確率とは，検定統計量の外側の確率（＝面積）のことです．

　したがって，次のように有意確率と有意水準を比べることによっても，
検定統計量が棄却域に入っているかどうか，判定できます！

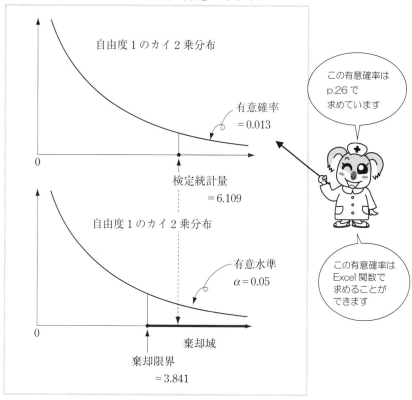

自由度 1 のカイ 2 乗分布

有意確率
＝ 0.013

0

検定統計量
＝ 6.109

自由度 1 のカイ 2 乗分布

有意水準
α ＝ 0.05

0

棄却域

棄却限界
＝ 3.841

この有意確率は
p.26 で
求めています

この有意確率は
Excel 関数で
求めることが
できます

図 2.2.2　有意確率と有意水準

　有意確率と有意水準を比べると

$$\text{有意確率 } 0.013 \leqq \text{有意水準 } 0.05$$

なので，有意水準 5% で，仮説 H_0 は棄却されます．

手順 1　ワークシートの上に，次のように入力します．

	A	B	C	D	E	F
1		脂肪摂取量が多い	脂肪摂取量が多くない	合計		
2	血糖値が高い	15	6			
3	血糖値が正常	7	14			
4	合計					
5						
6	検定統計量					
7						
8	棄却限界					
9						
10	有意確率					
11						

> 仮説　　 H_0：血糖値と脂肪摂取量は独立である
> 対立仮説 H_1：血糖値と脂肪摂取量の間に関連がある

手順 2　それぞれのセルの合計を計算します．

B4 のセル　＝ SUM(B2：B3)　C4 のセル　＝ SUM(C2：C3)

D2 のセル　＝ SUM(B2：C2)

D3 のセル　＝ SUM(B3：C3)

D4 のセル　＝ SUM(D2：D3)

	A	B	C	D	E	F
1		脂肪摂取量が多い	脂肪摂取量が多くない	合計		
2	血糖値が高い	15	6	21		
3	血糖値が正常	7	14	21		
4	合計	22	20	42		
5						
6	検定統計量					
7						

> それぞれの合計が
> 求まりました！

手順 3 検定統計量を計算します．B6 のセルに

$$= D4*(B2*C3-B3*C2)^2/(B4*C4*D2*D3)$$

	A	B	C	D	E	F
1		脂肪摂取量が多い	脂肪摂取量が多くない	合計		
2	血糖値が高い	15	6	21		
3	血糖値が正常	7	14	21		
4	合計	22	20	42		
5						
6	検定統計量	=D4*(B2*C3-B3*C2)^2/(B4*C4*D2*D3)				
7						
8	棄却限界					
9						
10	有意確率					
11						
12						

「^2」は2乗を表しています

手順 4 棄却限界を求めます．B8 のセルに

$$= CHISQ.INV.RT(0.05,1)$$

	A	B	C	D	E	F
1		脂肪摂取量が多い	脂肪摂取量が多くない	合計		
2	血糖値が高い	15	6	21		
3	血糖値が正常	7	14	21		
4	合計	22	20	42		
5						
6	検定統計量	6.109				
7						
8	棄却限界	=CHISQ.INV.RT(0.05,1)				
9						
10	有意確率					
11						
12						
13						
14						

有意水準 $\alpha = 0.05$

手順 5 有意確率を求めます．B10 のセルに

$$= \text{CHISQ.DIST.RT}(B6,1)$$

	A	B	C	D	E	F
1		脂肪摂取量が多い	脂肪摂取量が多くない	合計		
2	血糖値が高い	15	6	21		
3	血糖値が正常	7	14	21		
4	合計	22	20	42		
5						
6	検定統計量	6.109				
7						
8	棄却限界	3.841				
9						
10	有意確率	=CHISQ.DIST.RT(B6,1)				
11						
12						

CHISQ.DIST.RT は
カイ 2 乗分布
のことです

手順 6 次のようになりましたか？

	A	B	C	D	E	F
1		脂肪摂取量が多い	脂肪摂取量が多くない	合計		
2	血糖値が高い	15	6	21		
3	血糖値が正常	7	14	21		
4	合計	22	20	42		
5						
6	検定統計量	6.109				
7						
8	棄却限界	3.841				
9						
10	有意確率	0.013				
11						
12						

検定統計量と
有意確率が
求められました

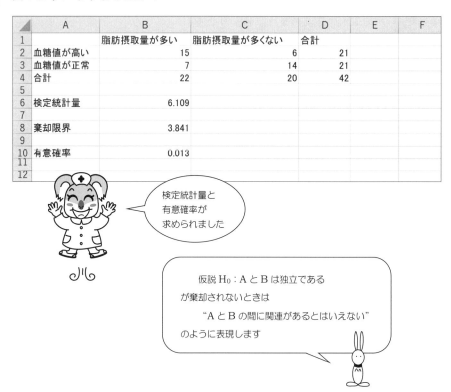

仮説 H_0：A と B は独立である
が棄却されないときは
　　"A と B の間に関連があるとはいえない"
のように表現します

イェーツの補正

独立性の検定の検定統計量は，カイ2乗分布で近似をします．

この近似を少しでも良くするために

次のような検定統計量が考え出されました．

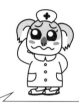

検定統計量 $\quad T = \dfrac{N \times \left\{|a \times d - b \times c| - \dfrac{N}{2}\right\}^2}{(a+c) \times (b+d) \times (a+b) \times (c+d)}$

ただし $\qquad N = a + b + c + d$

この方法を**イェーツの補正**といいます．

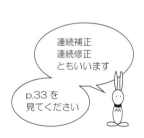

連続補正
連続修正
ともいいます

p.33 を
見てください

表 2.2.1 のクロス集計表の場合は，

検定統計量 $T = \dfrac{42 \times \left\{|15 \times 14 - 6 \times 7| - \dfrac{42}{2}\right\}^2}{22 \times 20 \times 21 \times 21}$

$\qquad = 4.677$

となります．

p.33 を
見てください

Section **2.3**　フィッシャーの正確確率検定

フィッシャーの正確確率検定とは，次のようなデータ

表2.3.1　2×2クロス集計表

要因B 要因A	B_1	B_2	合　計
A_1	a	b	$a+b$
A_2	c	d	$c+d$
合　計	$a+c$	$b+d$	$a+b+c+d$

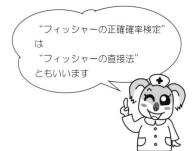

"フィッシャーの正確確率検定"
は
"フィッシャーの直接法"
ともいいます

に対して

　　　仮説 H_0：2つの要因 A, B は互いに独立である

を調べるための検定方法です.

　独立性の検定と同じ仮説ですが，

独立性の検定の検定統計量はカイ2乗分布で近似をしているので，

データ数が少ないときは，この近似の程度が悪くなります.

　それに対し，フィッシャーの正確確率検定では有意確率を，近似することなく，

直接に計算するので，データ数が少ないときにも有効です.

　統計解析用ソフト SPSS を使って，

　フィッシャーの正確確率検定をしてみましょう!!

SPSS による　フィッシャーの正確確率検定の求め方

手順 1　SPSS のデータビューに，次のようにデータを入力します．

	血糖値	脂肪摂取量	データ数	var	var	var	var	var
1	高い	多い	15					
2	高い	多くない	6					
3	正常	多い	7					
4	正常	多くない	14					
5								
6								
7								
8								

SPSS の
データ入力です

このとき，次のような

　　　ケースの重み付け

をする必要があります．

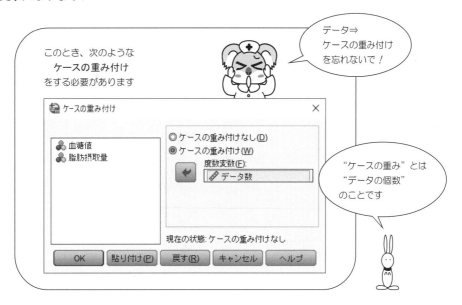

このとき、次のような
ケースの重み付け
をする必要があります

データ⇒
ケースの重み付け
を忘れないで！

"ケースの重み"とは
"データの個数"
のことです

手順 2 SPSS の分析（A）のメニューの中から

記述統計(E)⇨クロス集計表(C)

と選択します.

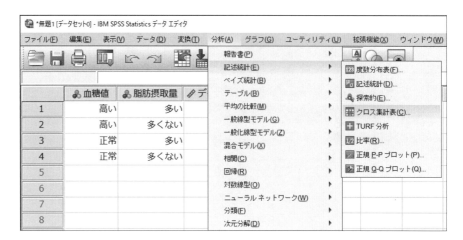

手順 3 次のクロス集計表の画面が現れます.

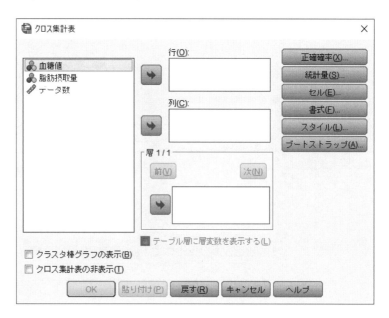

手順 4 クロス集計表の画面になったら，

血糖値を行（O）のワクへ，脂肪摂取量を列（C）のワクへ移します．

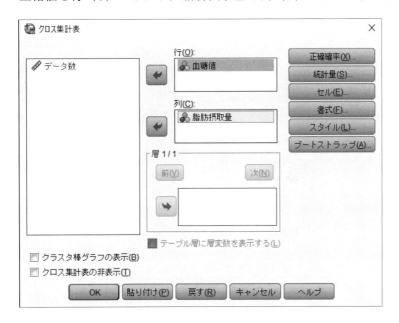

手順 5 手順4の統計量（S）をクリックして，

　　　□カイ2乗(H)

をチェックします．

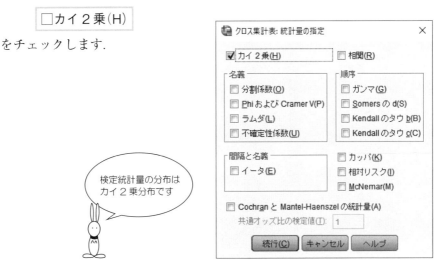

検定統計量の分布は
カイ2乗分布です

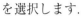 **手順 6** 手順 4 の正確確率(X) をクリックして,

> ○正確(E)

を選択します.

フィッシャーの
正確確率検定です
有意確率を直接計算するので
時間がかかります！

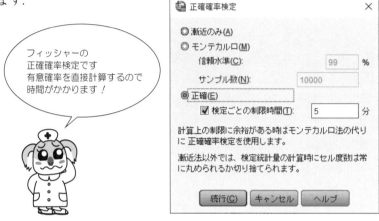

手順 7 次の画面にもどってきたら, OK をクリックします。

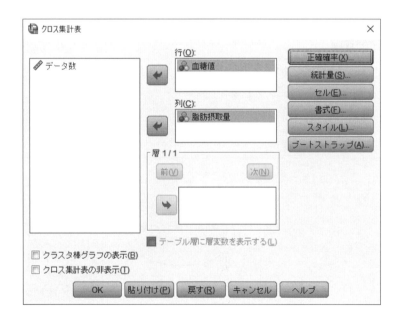

処理したケースの要約

	ケース					
	有効数		欠損		合計	
	度数	パーセント	度数	パーセント	度数	パーセント
血糖値 * 脂肪摂取量	42	100.0%	0	0.0%	42	100.0%

血糖値 と 脂肪摂取量 のクロス表

度数

		脂肪摂取量		合計
		多い	多くない	
血糖値	高い	15	6	21
	正常	7	14	21
合計		22	20	42

カイ 2 乗検定

	値	自由度	漸近有意確率 (両側)	正確な有意確 率 (両側)	正確有意確率 (片側)	点有意確率
Pearson のカイ 2 乗	6.109[a]	1	.013	.029	.015	
連続修正[b]	4.677	1	.031			
尤度比	6.268	1	.012	.029	.015	
Fisher の直接法				.029	.015	
線型と線型による連関	5.964[c]	1	.015	.029	.015	.012
有効なケースの数	42					

a. 0 セル (0.0%) は期待度数が 5 未満です。最小期待度数は 10.00 です。

b. 2x2 表に対してのみ計算

c. 標準化統計量は 2.442 です。

理解度チェック —例題と演習—

■クロス集計表

例題 2.1	1章の表 1.2.2 のアンケート調査の結果をもとにして，血糖値とスポーツのクロス集計表を Excel で作りましょう．

手順 1 ワークシートに，データを入力したら［挿入］メニューの中から［ピボットテーブル］を選択します．

手順 2 ［ピボットテーブルの作成］の画面が現れたら，データの範囲を入力し，ピボットテーブルを配置する場所として［新規ワークシート］を選びます．

手順 3 新規ワークシートの画面になったら，**スポーツ**を［列］の上にドラッグ．

手順 4 続いて，**血糖値**を［行］の上へドラッグ．

手順 5 さらに，**調査回答者**を［データ］の上へドラッグします．

手順 6 ［値フィールドの設定］の画面で，［データの個数］を選んで［OK］．

	A	B	C	D	E	F	G	H	I	J
1										
2										
3	個数 / 調査回答者	スポーツ ▾								
4	血糖値 ▾	あまり	ときどき	よくする	総計					
5	高い	13	6	2	21					
6	正常	4	13	4	21					
7	総計	17	19	6	42					
8										

演習 2.1	1章の表 1.2.2 のアンケート調査の結果をもとにして，血糖値と飲酒のクロス集計表を Excel で作ってください．

手順 1 ワークシートに，データを入力したら，［挿入］メニューから［ピボットテーブル］を選択します．

手順 2 ［ピボットテーブルの作成］の画面が現れたら，データの範囲を入力し，ピボットテーブルを配置する場所として［新規ワークシート］を選びます．

手順 3 新規ワークシートの画面になったら，[＿＿＿＿＿]を［列］の上にドラッグ．

手順 4 続いて，[＿＿＿＿＿]を，［行］の上へドラッグ．

手順 5 さらに，[＿＿＿＿＿]を，［データ］の上へドラッグします．

手順 6 ［値フィールドの設定］の画面で，［データの個数］を選んで［OK］．

■独立性の検定

例題	次のクロス集計表の血糖値とタンパク質について
2.2	独立性の検定をしましょう.

表 2.3.2　血糖値とタンパク質の種類の関係

	肉が好き	魚が好き	合　計
血糖値が高い	19 人	8 人	27 人
血糖値が正常	27 人	36 人	63 人
合　計	46 人	44 人	90 人

手順 1　仮説と対立仮説をたてましょう.

　　仮説　　　H_0：血糖値とタンパク質の種類は<u>独立である</u>

　　対立仮説 H_1：血糖値とタンパク質の種類の間には関連がある

手順 2　Excel を使って，検定統計量を計算しましょう.

$$T = \frac{90 \times (19 \times 36 - 8 \times 27)^2}{46 \times 44 \times 27 \times 63} = 5.7256$$

手順 3　Excel を使って，有意確率を求めましょう.

　　CHISQ.INV.RT(5.7256, 1) = 0.0167

手順 4　有意確率 0.0167 ≦ 有意水準 0.05

なので，有意水準 5% で，仮説 H_0 は棄却されます.

したがって，血糖値とタンパク質の種類の間には関連があります.

<table>
<tr><td rowspan="2">演習
2.2</td><td colspan="2">次のクロス集計表の血糖値と野菜について</td></tr>
<tr><td colspan="2">独立性の検定をしてください.</td></tr>
</table>

表 2.3.3　血糖値と野菜の関係

	野菜をよく食べる	野菜をあまり食べない	合　計
血糖値が高い人	7 人	15 人	
血糖値が正常な人	23 人	12 人	
合　計			

手順 1　仮説と対立仮説をたててください.

仮説　　 H_0 : ⬚

対立仮説 H_1 : ⬚

手順 2　Excel を使って，検定統計量を計算してください.

$$T = \frac{\square \times (\square \times \square - \square \times \square)^2}{\square \times \square \times \square \times \square} = \boxed{}$$

手順 3　Excel を使って，有意確率を求めてください.

CHISQ.INV.RT($\boxed{}$,1) = $\boxed{}$

手順 4　有意確率 $\boxed{}$ $\overset{\text{不等号}}{\boxed{}}$ 有意水準 0.05

なので，有意水準 5% で，仮説 H_0 は棄却され $\boxed{}$.

したがって，血糖値と野菜の間には $\boxed{}$.

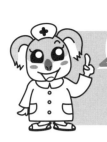

3章 リスク比とオッズ比の求め方

Section 3.1 リスク比のはなし

次のクロス集計表は，糖尿病の発病率に関するものです．

表 3.1.1 リスク比のためのクロス集計表

	糖尿病になった人	糖尿病にならなかった人	合 計
要因 A	a 人	b 人	$a+b$ 人
要因 B	c 人	d 人	$c+d$ 人

このとき，要因 A における糖尿病の発病率 p

$$p = \frac{a}{a+b}$$

リスク ＝ risk

と，要因 B における糖尿病の発病率 q

$$q = \frac{c}{c+d}$$

の比

発病＝リスク
と考えられます

"RR" とは
risk ratio または
relative risk
の略です

$$RR = \frac{p}{q} = \frac{\dfrac{a}{a+b}}{\dfrac{c}{c+d}}$$

をリスク比といいます．相対危険（相対リスク）ともいいます．

38

リスク比の例としては，次のような喫煙と肺がんのデータが考えられます．

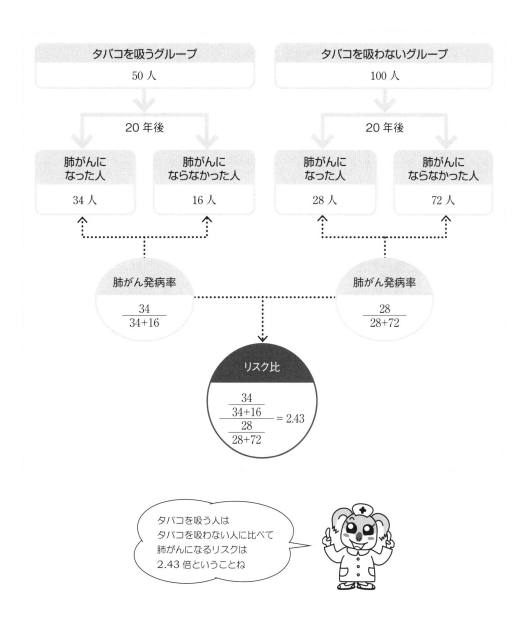

オッズとは

$$出来事 A が\underline{起こる確率}\qquad\cdots\quad p$$

$$出来事 A が\underline{起こらない確率}\cdots 1-p$$

としたときの比

$$オッズ = \frac{出来事 A が起こる確率}{出来事 A が起こらない確率} = \boxed{\frac{p}{1-p}}$$

のことです.

● オッズが 1 とは，どんなこと？

オッズを 1 にしてみましょう.

$$オッズ = \frac{p}{1-p} = 1$$

とおいて，変形してみると……

$$p = 1-p$$

$$2 \times p = 1$$

よって，

$$出来事 A の起こる確率 \, p = \frac{1}{2}, \quad 起こらない確率 \, 1-p = \frac{1}{2}$$

となります.

オッズ = odds

> オッズが 1
> ということは
> 出来事 A の起こる確率と
> 出来事 A の起こらない確率が
> 同じということです

よくわかるオッズ比の定義

2つの出来事を，出来事 A，出来事 B としたとき

表 3.2.1　出来事 A と出来事 B の確率

	起こる確率	起こらない確率
出来事 A	p	$1-p$
出来事 B	q	$1-q$

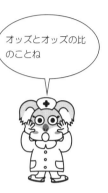

オッズとオッズの比のことね

オッズ比は，次のようになります．

$$\text{オッズ比} = \frac{\dfrac{\text{出来事 A が起こる確率}}{\text{出来事 A が起こらない確率}}}{\dfrac{\text{出来事 B が起こる確率}}{\text{出来事 B が起こらない確率}}}$$

$$= \frac{\dfrac{p}{1-p}}{\dfrac{q}{1-q}}$$

$$= \frac{p \times (1-q)}{(1-p) \times q}$$

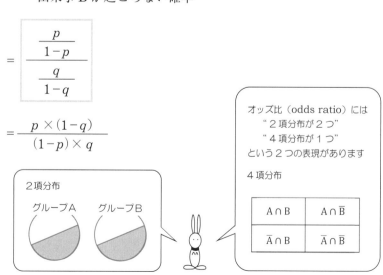

オッズ比（odds ratio）には
"2項分布が2つ"
"4項分布が1つ"
という2つの表現があります

4項分布

$A \cap B$	$A \cap \bar{B}$
$\bar{A} \cap B$	$\bar{A} \cap \bar{B}$

2項分布

グループA　　グループB

● オッズ比が 1 とは，どんなこと？

オッズ比を 1 にしてみましょう．

$$\text{オッズ比} \quad \cdots\cdots \quad \frac{\dfrac{p}{1-p}}{\dfrac{q}{1-q}} = 1$$

この式を変形すると

$$\frac{p}{1-p} = \frac{q}{1-q}$$

$$p \times (1-q) = q \times (1-p)$$

$$p - p \times q = q - q \times p$$

$$p = q$$

つまり，オッズ比が 1 ということは

$$\text{"出来事 A の起こる確率"} = \text{"出来事 B の起こる確率"}$$

ということです．

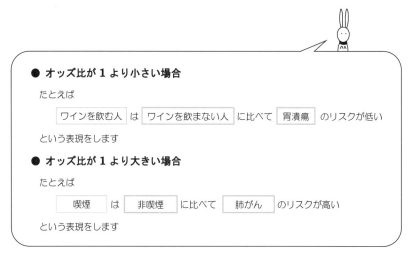

● **オッズ比が 1 より小さい場合**

たとえば

| ワインを飲む人 | は | ワインを飲まない人 | に比べて | 胃潰瘍 | のリスクが低い |

という表現をします

● **オッズ比が 1 より大きい場合**

たとえば

| 喫煙 | は | 非喫煙 | に比べて | 肺がん | のリスクが高い |

という表現をします

したがって

仮説 H_0：オッズ比 = 1

を検定することと

仮説 H_0：２つの比率 p, q は等しい

を検定することは同じです．

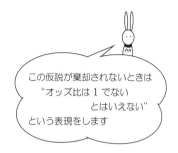

この仮説が棄却されないときは
"オッズ比は1でない
とはいえない"
という表現をします

ところで…

２つの母比率の差の検定は，次のようになっています．

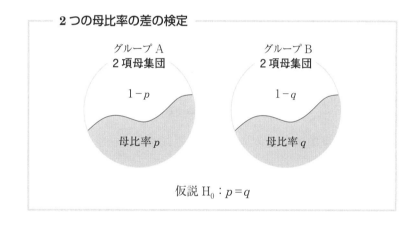

２つの母比率の差の検定

グループ A
２項母集団

グループ B
２項母集団

$1-p$

$1-q$

母比率 p

母比率 q

仮説 H_0：$p = q$

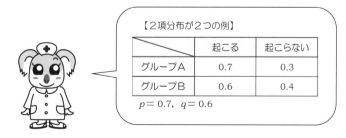

【２項分布が２つの例】

	起こる	起こらない
グループA	0.7	0.3
グループB	0.6	0.4

$p = 0.7$，$q = 0.6$

次のクロス集計表を見てみましょう.

表 3.2.2　事象 A と事象 B の回数

	事象 B が起こる回数	事象 B が起こらない回数
事象 A が起こる回数	a 回	b 回
事象 A が起こらない回数	c 回	d 回

$P(\mathrm{A})$, $P(\mathrm{B})$, $P(\mathrm{A} \cap \mathrm{B})$ を次のように定義します.

$$P(\mathrm{A}) : \text{事象 A が起こる確率} = \frac{a+b}{a+b+c+d}$$

$$P(\mathrm{B}) : \text{事象 B が起こる確率} = \frac{a+c}{a+b+c+d}$$

$$P(\mathrm{A} \cap \mathrm{B}) : \text{事象 A と B が同時に起こる確率} = \frac{a}{a+b+c+d}$$

このとき

　　　"事象 A と事象 B が独立"

とは，次の等号が成り立つことです.

$$P(\mathrm{A} \cap \mathrm{B}) = P(\mathrm{A}) \times P(\mathrm{B})$$

つまり

$$\frac{a}{a+b+c+d} = \frac{a+b}{a+b+c+d} \times \frac{a+c}{a+b+c+d}$$

のことです.

この式を変形してみると……

$$a \times (a+b+c+d) = (a+b) \times (a+c)$$

$$a^2 + a \times b + a \times c + a \times d = a^2 + a \times c + b \times a + b \times c$$

$$a \times d = b \times c$$

$$\frac{a \times d}{b \times c} = 1$$

となります.

これは……??

これはオッズ比が 1 ということですね.

オッズ比の検定と独立性の検定

したがって

　　　　仮説 H_0：オッズ比 ＝ 1

を検定することと

　　　　仮説 H_0：2 つの事象 A, B は独立である

を検定することは同じです.

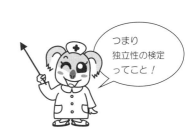

よくわかるコホート研究（それは前向き研究）

次のデータは，スポーツの嫌いな人 100 人とスポーツの好きな人 100 人に対して，10 年間追跡調査をした結果です．

表 3.3.1　スポーツと糖尿病の関係

	糖尿病になった人	糖尿病にならなかった人
スポーツが嫌い	35 人	65 人
スポーツが好き	16 人	84 人

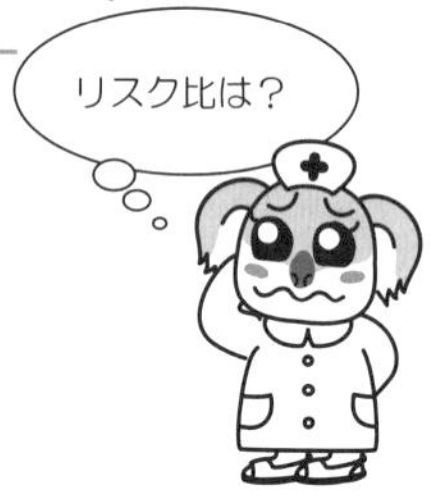

> リスク比は？

このデータの場合，興味があるのは……

★スポーツが嫌いな人のうち，糖尿病になった人の割合

$$\frac{35}{35+65} = 0.35$$

★スポーツが好きな人のうち，糖尿病になった人の割合

$$\frac{16}{16+84} = 0.16$$

したがって，このデータの場合，次のリスク比は重要です．

$$リスク比 = \frac{\dfrac{35}{35+65}}{\dfrac{16}{16+84}} = 2.188$$

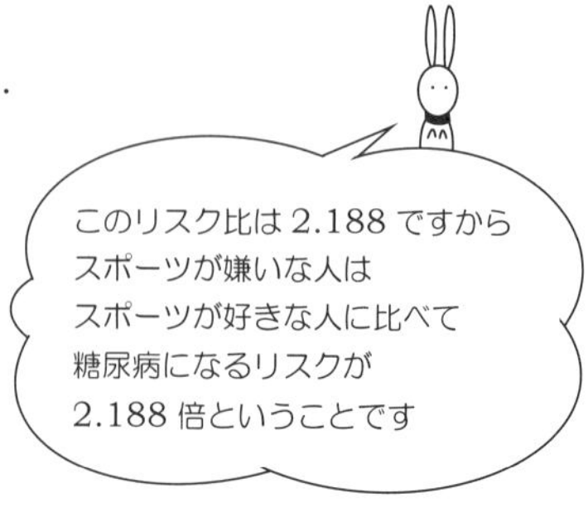

> このリスク比は 2.188 ですからスポーツが嫌いな人はスポーツが好きな人に比べて糖尿病になるリスクが 2.188 倍ということです

次のデータは，糖尿病の人 51 人と糖尿病でない人 149 人に対して，スポーツが好きか嫌いかを調査した結果です．

表 3.3.2　糖尿病とスポーツの関係

	糖尿病の人	糖尿病でない人
スポーツが嫌い	35 人	65 人
スポーツが好き	16 人	84 人

このデータの場合，興味があるのは……

オッズ比は
というと……

★糖尿病の人のうち，スポーツが嫌いな人と好きな人の割合の比

$$\frac{\dfrac{35}{35+16}}{\dfrac{16}{35+16}} = \frac{35}{16} \quad \cdots\cdots \quad \text{オッズ}$$

★糖尿病でない人のうち，スポーツが嫌いな人と好きな人の割合の比

$$\frac{\dfrac{65}{65+84}}{\dfrac{84}{65+84}} = \frac{65}{84} \quad \cdots\cdots \quad \text{オッズ}$$

したがって，このデータの場合，
次のオッズ比は重要です．

$$\text{オッズ比} = \frac{\dfrac{35}{16}}{\dfrac{65}{84}} = \frac{35 \times 84}{16 \times 65} = 2.827$$

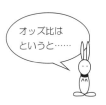

このオッズ比は 2.827 だから
スポーツが嫌いな人は
スポーツが好きな人に比べて
糖尿病になるリスクが高い
ということね！

理解度チェック —例題と演習—

■リスク比

例題 3.1	次のデータは，お酒をよく飲む人と飲まない人について 10年間追跡調査をした結果です．リスク比を求めましょう．

表3.3.3　お酒と肝硬変の関係

	肝硬変がみられる	肝硬変がみられない
お酒をよく飲む	25 人	2764 人
お酒を飲まない	8 人	1226 人

計算 ▶

$$リスク比 = \frac{\dfrac{25}{25+2764}}{\dfrac{8}{8+1226}} = 1.38$$

演習 3.1	次のデータは，動脈硬化を認められる人と認められない人について，10年間追跡調査をした結果です．リスク比を求めてください．

表3.3.4　動脈硬化と糖尿病の関係

	糖尿病になった人	糖尿病になっていない人
動脈硬化を認める人	38 人	9 人
動脈硬化を認めない人	16 人	77 人

計算 ▶

$$リスク比 = \frac{\dfrac{\square}{\square+\square}}{\dfrac{\square}{\square+\square}} = \boxed{}$$

■オッズ比

例題 3.2

次のデータは，甘いものが好きな人と嫌いな人について，血糖値が高いかどうかを調査した結果です．オッズ比を求めましょう．

表 3.3.5　甘いものと血糖値の関係

	血糖値が高い	血糖値が正常
甘味が好き	43 人	39 人
甘味が嫌い	4 人	54 人

計算 ▶　オッズ比 $= \dfrac{43 \times 54}{39 \times 4} = 14.88$

演習 3.2

次のデータは，糖尿病患者における動脈硬化性疾患の合併頻度を調査したものです．オッズ比を求めてください．

表 3.3.6　性別と糖尿病の合併症との関係

	冠状動脈	脳血管性
女性	26 人	37 人
男性	17 人	25 人

計算 ▶　オッズ比 $= \dfrac{\Box \times \Box}{\Box \times \Box} = \boxed{}$

■オッズ比の検定

例題	次のデータは，糖尿病の人と糖尿病でない人に対して，
3.3	スポーツが好きか嫌いかを調査した結果です．
	オッズ比が1かどうかの検定をしましょう．

表 3.3.7　スポーツと糖尿病の関係

	糖尿病である	糖尿病でない	合　計
スポーツが嫌い	35 人	65 人	100 人
スポーツが好き	16 人	84 人	100 人
合　計	51 人	149 人	200 人

手順 1　仮説をたてましょう．

仮説 H_0：オッズ比 $= 1$

手順 2　Excel で検定統計量を計算しましょう．

$$検定統計量 = \frac{200 \times (35 \times 84 - 65 \times 16)^2}{51 \times 149 \times 100 \times 100}$$

$$= 9.501$$

独立性の検定と
同じ手順です

手順 3　Excel で有意確率を求めましょう．

CHISQ.INV.RT$(9.501, 1) = 0.002$

手順 4　有意確率 $0.002 \leqq$ 有意水準 0.05

なので，有意水準 5% で，仮説 H_0 は棄却されます．

したがって，オッズ比は 1 でないことがわかりました．

演習	次のデータは糖尿病患者における動脈硬化性疾患の合併頻度を
3.3	調査したものです．オッズ比が1かどうかの検定をしてください．

表 3.3.8　性別と糖尿病の合併症の関係

	冠状動脈	脳血管性	合　計
女　性	36 人	42 人	78
男　性	17 人	27 人	44
合　計	53	69	122

手順 1　仮説をたててください．

仮説 H_0：オッズ比 = 1

手順 2　Excel で，検定統計量を計算してください．

$$\text{検定統計量} = \frac{\Box \times (\Box \times \Box - \Box \times \Box)^2}{\Box \times \Box \times \Box \times \Box} = \boxed{}$$

手順 3　Excel で有意確率を求めてください．

CHISQ.INV.RT ($\boxed{}$, 1) = $\boxed{}$

手順 4　有意確率 $\boxed{}$ $\overset{\text{不等号}}{\boxed{}}$ 有意水準 0.05

なので，有意水準 5% で，仮説 H_0 は $\boxed{}$．

したがって，オッズ比は $\boxed{}$．

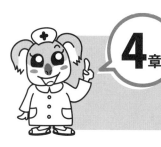

4章 罹患率，有病率，生命表の求め方

4章

Section 4.1　いろいろな率

病気の状態や健康の状態を示す，いろいろな "率" について考えてみましょう．

● 死亡率（＝粗死亡率 mortality rate）

死亡数を人口で割った割合を**死亡率**といいます．死亡数は1年間の総死亡数です．

$$死亡率 = \boxed{\dfrac{死亡数}{人口}}$$

人口1000人当たりのときは……

$$死亡率 = \dfrac{死亡数}{人口} \times 1000$$

人口10万人当たりのときは……

$$死亡率 = \dfrac{死亡数}{人口} \times 100000$$

となります．

表 4.1.1　総人口と死亡数

国　名	総人口 （1000人）	死亡数 （人）
日本	126714	925015
インド	1013662	9021592
アメリカ合衆国	278357	2449542
ウクライナ	50456	751720
オーストラリア	18886	132202
ウガンダ	20621	449538

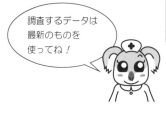

調査するデータは
最新のものを
使ってね！

理解度チェック ―例題と演習―

■死亡率

例題	日本の人口 10 万人当たりの死亡率を計算すると…
4.1	

計算 ▶

$$人口 10 万人当たりの死亡率 = \frac{925015}{126714000} \times 100000$$

$$= 730.0$$

演習	(1) ウクライナの人口 1000 人当たりの死亡率を求めてください.
4.1	(2) ウガンダの人口 1000 人当たりの死亡率を求めてください.

計算 ▶

$$(1) \quad 人口 1000 人当たりの死亡率 = \frac{\boxed{}}{\boxed{}} \times 1000$$

$$= \boxed{}$$

$$(2) \quad 人口 1000 人当たりの死亡率 = \frac{\boxed{}}{\boxed{}} \times 1000$$

$$= \boxed{}$$

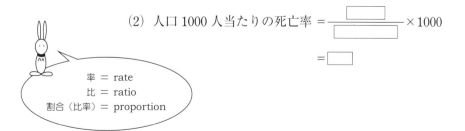

率 ＝ rate
比 ＝ ratio
割合（比率）＝ proportion

年齢調整死亡率 (age adjusted mortality rate)

　年齢をいくつかの階級に分けたとき，各階級ごとに死亡率が異なっているので，基準になる人口構成に調整して求めた死亡率を，**年齢調整死亡率**といいます．

　たとえば，年齢の階級が

$$0 歳〜14 歳, \quad 15 歳〜64 歳, \quad 65 歳以上$$

のように分かれている場合

年齢調整死亡率 = ｛(0 歳〜14 歳の死亡率)×(0 歳〜14 歳の基準人口)

　　　　　　　　 +(15 歳〜64 歳の死亡率)×(15 歳〜64 歳の基準人口)

　　　　　　　　 +(65 歳以上の死亡率)×(65 歳以上の基準人口)｝÷基準人口の合計

となります．

　日本の基準人口は，次のようになっています．

表 4.1.2　日本の基準人口

年齢の階級	日本の基準人口 (1000 人)
0 歳〜14 歳	25015
15 歳〜64 歳	82654
65 歳〜	12618
合　計	120287

表 4.1.3　階級別人口と死亡数

県　名	年齢の階級	人　口 (1000 人)	死亡数 (人)
A 県	0 歳〜14 歳 15 歳〜64 歳 65 歳〜	225 972 306	270 681 14474
B 県	0 歳〜14 歳 15 歳〜64 歳 65 歳〜	831 3911 958	789 2346 43302
C 県	0 歳〜14 歳 15 歳〜64 歳 65 歳〜	142 585 166	185 527 8250

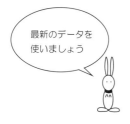

最新のデータを
使いましょう

理解度チェック　―例題と演習―

■年齢調整死亡率

例題 4.2	A県の1000人当たりの年齢調整死亡率を計算すると…

計算 $\blacktriangleright$

$$年齢調整死亡率 = \frac{\dfrac{270}{225} \times 25015 + \dfrac{681}{972} \times 82654 + \dfrac{14474}{306} \times 12618}{25015 + 82654 + 12618}$$

$$= 5.69$$

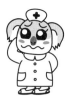 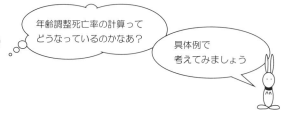

年齢調整死亡率の計算ってどうなっているのかなあ？

具体例で考えてみましょう

演習 4.2	(1) B県の1000人当たりの年齢調整死亡率を求めてください.
	(2) C県の1000人当たりの年齢調整死亡率を求めてください.

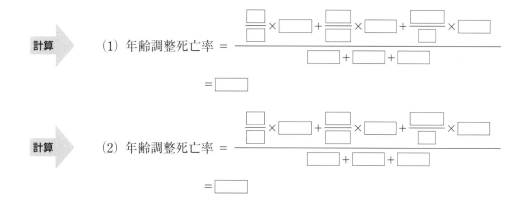

計算 $\blacktriangleright$ （1）年齢調整死亡率 $= \dfrac{\dfrac{\square}{\square} \times \boxed{} + \dfrac{\square}{\square} \times \boxed{} + \dfrac{\square}{\square} \times \boxed{}}{\boxed{} + \boxed{} + \boxed{}}$

$= \boxed{}$

計算 $\blacktriangleright$ （2）年齢調整死亡率 $= \dfrac{\dfrac{\square}{\square} \times \boxed{} + \dfrac{\square}{\square} \times \boxed{} + \dfrac{\square}{\square} \times \boxed{}}{\boxed{} + \boxed{} + \boxed{}}$

$= \boxed{}$

PMI（proportional mortality indicator）

50歳以上の死亡数を全死亡数で割ったものを**PMI**といいます.

$$PMI = \frac{50歳以上の死亡数}{全死亡数} \times 100（\%）$$

"PMR"
ともいいます

　PMIは，発展途上国の衛生状態を比較するときに適していると考えられています.

　老人に比べて若い人の死亡数が多いと，PMIは小さくなるので，PMIが大きいほど自然な状態です.

表4.1.4　全死亡数と50歳以上の死亡数

国　名	全死亡数 （人）	50歳以上の死亡数 （人）
ロミュラン	26389	3643
アンドリア	15991	4597
カーデシア	49462	16820
フェレンギ	9184	1815
テラン	20207	4432
ジェナイ	1339	146
クリンゴン	9124	574

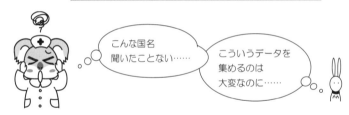

こんな国名
聞いたことない……

こういうデータを
集めるのは
大変なのに……

理解度チェック　―例題と演習―

■ PMI

例題 4.3	ロミュラン国の PMI を計算してみると…

計算　　ロミュラン国の $PMI = \dfrac{3643}{26389} \times 100$（％）

$$= 13.8 \text{（％）}$$

演習 4.3	(1) カーデシア国の PMI を求めてください．
	(2) クリンゴン国の PMI を求めてください．

計算　　(1) カーデシア国の $PMI = \dfrac{\boxed{}}{\boxed{}} \times 100$（％）

$$= \boxed{} \text{（％）}$$

計算　　(2) クリンゴン国の $PMI = \dfrac{\boxed{}}{\boxed{}} \times 100$（％）

$$= \boxed{} \text{（％）}$$

● 乳児死亡率（infant mortality）

生後 1 年未満の死亡率を**乳児死亡率**といいます．

$$乳児死亡率 = \frac{乳児死亡数}{出生数} \times 1000$$

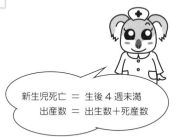

新生児死亡 ＝ 生後 4 週未満
出産数 ＝ 出生数＋死産数

乳児死亡率を比較すると，各国の衛生状態がよくわかります．

表 4.1.5　出生数と乳児死亡数

国　名	出生数 （人）	乳児死亡数 （人）
スリナム	11016	441
チリ	273000	4914
パラグアイ	167760	8220
ベネズエラ	592560	22517
ペルー	63626	4390
ボリビア	242280	29800

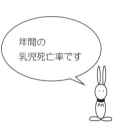

年間の
乳児死亡率です

理解度チェック —例題と演習—

■乳児死亡率

例題	
4.4	スリナムの乳児死亡率を計算してみると…

計算 ▶
$$\text{スリナムの乳児死亡率} = \frac{441}{11016} \times 1000$$
$$= 40.0$$

演習	(1) ベネズエラの乳児死亡率を求めてください.
4.4	(2) ボリビアの乳児死亡率を求めてください.

計算 ▶
(1) ベネズエラの乳児死亡率 $= \dfrac{\boxed{}}{\boxed{}} \times 1000$

$= \boxed{}$

計算 ▶
(2) ボリビアの乳児死亡率 $= \dfrac{\boxed{}}{\boxed{}} \times 1000$

$= \boxed{}$

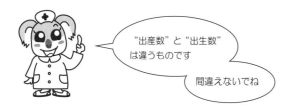

● 死産率（stillbirth rate）

死産数（＝胎児の死亡数）を出産数（＝出生数＋死産数）で割ったものを死産率といいます．

$$死産率 = \frac{死産数}{出生数 + 死産数} \times 1000$$

"出産数"と"出生数"は違うものです

間違えないでね

表 4.1.6　地域別の出生数と死産数

地域	出生数 （人）	乳児死亡数 （人）	死産数 （人）
A	28331	97	923
B	18642	70	681
C	19481	60	598
D	67585	296	1980
E	54574	204	1619
F	97906	384	3131
G	81699	266	2253

最新データをつかってね〜

理解度チェック ―例題と演習―

■死産率

例題	地域 G の死産率を計算してみると…
4.5	

計算 ▶

$$地域 G の死産率 = \frac{2253}{81699 + 2253} \times 1000$$

$$= 26.8$$

演習	(1) 地域 F の死産率を求めてください.
4.5	(2) 地域 C の死産率を求めてください.

計算 ▶

$$(1) \quad 地域 F の死産率 = \frac{\boxed{}}{\boxed{} + \boxed{}} \times 1000$$

$$= \boxed{}$$

計算 ▶

$$(2) \quad 地域 C の死産率 = \frac{\boxed{}}{\boxed{} + \boxed{}} \times 1000$$

$$= \boxed{}$$

● 死因別死亡率 (proportional mortality rate)

特定の死因による死亡数を人口で割ったものを，**死因別死亡率**といいます．

$$死因別死亡率 = \frac{1年間の特定の死因による死亡数}{人口} \times 100000$$

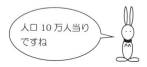

人口 10 万人当り
ですね

死因別死亡割合の定義は少し異なります．

$$死因別死亡割合 = \frac{1年間の特定の死因による死亡数}{全死亡数} \times 100（％）$$

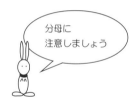

分母に
注意しましょう

表 4.1.7　病気と死亡数

病　名	A 年の死亡数 （人）	B 年の死亡数 （人）
悪性新生物	93773	217413
心疾患	68400	165478
脳血管疾患	150109	121944
肺炎	46045	74535
肝疾患	9078	16804
結核	31959	3664
死亡者総数	706599	820305
人　口	93419000	123611000

全死亡数
＝ 死亡者総数

理解度チェック ―例題と演習―

■死因別死亡率

例題 4.6	A 年の結核による死因別死亡率と死因別死亡割合を 計算してみると…

計算 ▶

$$結核による死因別死亡率 = \frac{31959}{93419000} \times 100000$$

$$= 34.2$$

計算 ▶

$$結核における死因別死亡割合 = \frac{31959}{706599} \times 100 （\%）$$

$$= 4.52 （\%）$$

演習 4.6	B 年の悪性新生物による死因別死亡率と死因別死亡割合を 求めてください.

計算 ▶

（1）悪性新生物による死因別死亡率 $= \dfrac{\boxed{}}{\boxed{}} \times 100000$

$$= \boxed{}$$

計算 ▶

（2）悪性新生物における死因別死亡割合 $= \dfrac{\boxed{}}{\boxed{}} \times 100 （\%）$

$$= \boxed{} （\%）$$

罹患率 (incidence rate)

観察者集団において，単位観察期間内に病気にかかった割合を**罹患率**といいます．

$$罹患率 = \frac{観察期間中に病気にかかった人数}{観察者全員の観察期間の総和}$$

$$累積罹患率 = \frac{観察期間中に病気にかかった人数}{観察開始における対象者の人数}$$

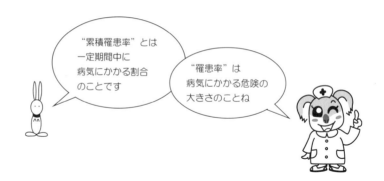

"累積罹患率"とは
一定期間中に
病気にかかる割合
のことです

"罹患率"は
病気にかかる危険の
大きさのことね

罹患率と累積罹患率は，いまひとつわかりにくいですね！
具体例で考えましょう．そこで，…

7 人の患者さんを 6 年間にわたって観察したところ……

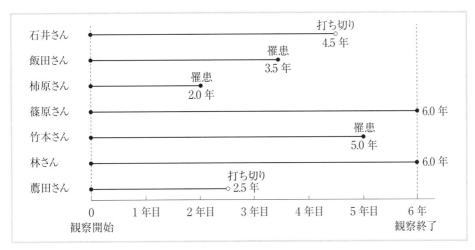

図 4.1.1　7 人の観察者集団のデータ

　この観察者集団のデータをもとにして，

次の観察期間の表を作り，罹患率と累積罹患率を計算します．

表 4.1.8

観察者	観察期間
石井さん	4.5 年
飯田さん	3.5 年
柿原さん	2.0 年
篠原さん	6.0 年
竹本さん	5.0 年
林さん	6.0 年
薦田さん	2.5 年
合　計	7 人	29.5 年

計算

$$罹患率 = \frac{3 \text{人}}{29.5 \text{年}}$$
$$= 0.102$$

計算

$$累積罹患率 = \frac{3 \text{人}}{7 \text{人}} \text{（6 年間）}$$
$$= 0.429 \text{（6 年間）}$$

理解度チェック　―例題と演習―

■罹患率

例題	次の観察者集団のデータをもとに，表を完成させ，
4.7	罹患率と累積罹患率を計算してみると……

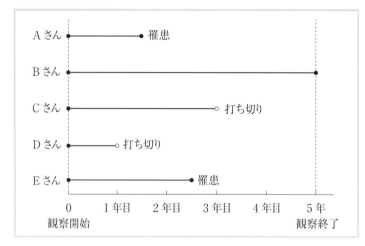

図 4.1.2　観察者集団のデータ

表 4.1.9

観察者	観察期間
A さん	1.5 年
B さん	5.0 年
C さん	3.0 年
D さん	1.0 年
E さん	2.5 年
合　計	5 人	13.0 年

計算　→ $罹患率 = \dfrac{2}{1.5+5.0+3.0+1.0+2.5}$

$$= \dfrac{2 人}{13.0 年}$$

$$= 0.154$$

計算　→ $累積罹患率 = \dfrac{2 人}{5 人}$ （5 年間）

$$= 0.400 \text{（5 年間）}$$

演習	次の観察者集団のデータをもとに，表を完成させ，
4.7	罹患率と累積罹患率を求めてください．

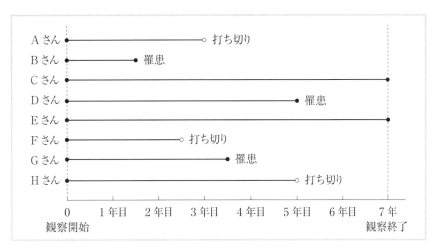

図 4.1.3　観察者集団のデータ

表 4.1.10

観察者	観察期間
A さん	☐ 年
B さん	☐ 年
C さん	☐ 年
D さん	☐ 年
E さん	☐ 年
F さん	☐ 年
G さん	☐ 年
H さん	☐ 年
合　計	☐ 人　☐ 年

表 ➡

計算 ➡ 罹患率 = $\dfrac{\boxed{}}{\boxed{}}$

$= \boxed{}$

計算 ➡ 累積罹患率 = $\dfrac{\boxed{}}{\boxed{}}$ （7 年間）

$= \boxed{}$ （7 年間）

ある1時点（たとえば，ある1日）において，
病気にかかっている人の割合のことを，**有病率**といいます．

$$有病率 = \frac{ある1時点において病気にかかっている人の人数}{調査対象の人数}$$

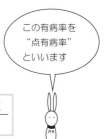

この有病率を
"点有病率"
といいます

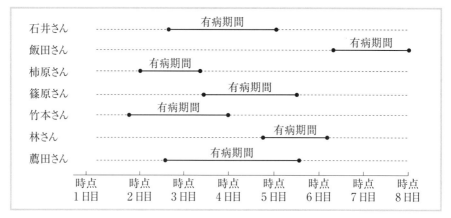

図 4.1.4　高血圧症の有病期間

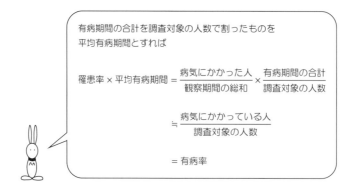

有病期間の合計を調査対象の人数で割ったものを
平均有病期間とすれば

$$罹患率 \times 平均有病期間 = \frac{病気にかかった人}{観察期間の総和} \times \frac{有病期間の合計}{調査対象の人数}$$

$$= \frac{病気にかかっている人}{調査対象の人数}$$

$$= 有病率$$

理解度チェック ―例題と演習―

■有病率

例題
4.8

左ページの高血圧症について2日目の有病率を計算してみると……

計算 ▶

$$2日目の有病率 = \frac{2人}{7人}$$

$$= 0.286$$

発病している期間が
長いときは
有病率が高くなって……

演習
4.8

左ページの高血圧症における3日目の有病率を求めてください.

計算 ▶

$$3日目の有病率 = \frac{\square 人}{\square 人}$$

$$= \boxed{}$$

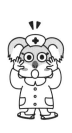

発病しても
すぐに
死亡してしまった場合は
有病率が低くなるの?

特定の病気が原因で死亡する割合を**致命率**といいます．

$$致命率 = \frac{特定の病気が原因で死亡した人数}{特定の病気にかかった人数} \times 100 \; （\%）$$

$$= \frac{死亡数}{罹患数}$$

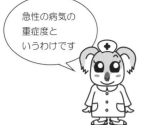

急性の病気の
重症度と
いうわけです

表 4.1.11　病気と罹患数・死亡数

病　名	罹患数 （人）	死亡数 （人）
デング熱	224	92
ウエストナイル熱	105	8
コレラ	891	56
ウエストナイル脳炎	62	7
日本脳炎	234	90
マラリア	4	1

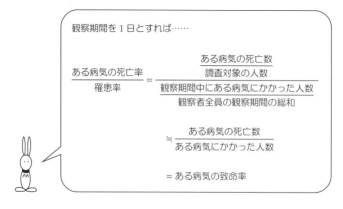

観察期間を 1 日とすれば……

$$\frac{ある病気の死亡率}{罹患率} = \frac{\dfrac{ある病気の死亡数}{調査対象の人数}}{\dfrac{観察期間中にある病気にかかった人数}{観察者全員の観察期間の総和}}$$

$$= \frac{ある病気の死亡数}{ある病気にかかった人数}$$

$$= ある病気の致命率$$

理解度チェック ―例題と演習―

■致命率

例題	
4.9	デング熱の致命率を計算してみると…

計算 ▶ $\text{デング熱の致命率} = \dfrac{92}{224} \times 100 \ (\%)$

$$= 41.1 \ (\%)$$

演習	
4.9	(1) ウエストナイル熱の致命率を求めてください.
	(2) ウエストナイル脳炎の致命率を求めてください.

計算 ▶ (1) $\text{ウエストナイル熱の致命率} = \dfrac{\boxed{}}{\boxed{}} \times 100 \ (\%)$

$$= \boxed{} \ (\%)$$

計算 ▶ (2) $\text{ウエストナイル脳炎の致命率} = \dfrac{\boxed{}}{\boxed{}} \times 100 \ (\%)$

$$= \boxed{} \ (\%)$$

● 生存率 (survival rate)

手術後 x 年生存した確率を，x 年生存率といいます．

$$x\text{年生存率} = \frac{\text{手術から } x \text{ 年後に生存している人数}}{\text{手術を受けた人数}} \times 100 \text{（\%）}$$

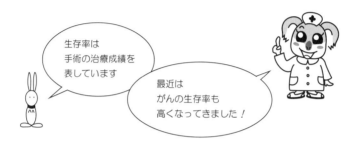

生存率は
手術の治療成績を
表しています

最近は
がんの生存率も
高くなってきました！

表 4.1.12 がんの生存人数と死亡数

年	胃がん		肺がん	
	生存人数（人）	死亡数（人）	生存人数（人）	死亡数（人）
0 年	384		245	
1 年	322	62	191	54
2 年	291	31	132	59
3 年	272	19	102	30
4 年	264	8	88	14
5 年	257	7	65	23

理解度チェック　―例題と演習―

■生存率

例題	胃がんの 5 年生存率を計算してみると…
4.10	

計算 ➡

$$胃がんの 5 年生存率 = \frac{257}{384} \times 100 （\%）$$

$$= 66.93 （\%）$$

演習	(1) 肺がんの 3 年生存率を求めてください．
4.10	(2) 肺がんの 5 年生存率を求めてください．

計算 ➡

$$(1) \quad 肺がんの 3 年生存率 = \frac{\Box}{\Box} \times 100 （\%）$$

$$= \Box （\%）$$

計算 ➡

$$(2) \quad 肺がんの 5 年生存率 = \frac{\Box}{\Box} \times 100 （\%）$$

$$= \Box （\%）$$

Section **4.2** 生命表って，なに？

次のような表を生命表といいます．

表 4.2.1　簡易生命表（女性）

年齢 x	死亡率 nq_x	生存数 l_x	死亡数 nd_x	定常人口		平均余命 e_x
				nL_x	T_x	
						⋮
0 （年）	0.00181	100 000	181	99 861	8 731 703	87.32
1	0.00027	99 819	27	99 804	8 631 842	86.47
2	0.00019	99 792	19	99 783	8 532 038	85.50
3	0.00012	99 773	12	99 767	8 432 255	84.51
4	0.00009	99 761	9	99 757	8 332 488	83.52
						⋮
54	0.00196	97 476	191	97 382	3 372 343	34.60
55	0.00209	97 285	204	97 185	3 274 961	33.66
56	0.00223	97 082	217	96 975	3 177 776	32.73
57	0.00239	96 865	232	96 751	3 080 802	31.81
58	0.00257	96 633	248	96 511	2 984 051	30.88
59	0.00276	96 385	266	96 254	2 887 540	29.96
						⋮
97	0.22676	16 986	3 852	15 017	51 302	3.02
98	0.25157	13 135	3 304	11 435	36 285	2.76
99	0.27762	9 830	2 729	8 418	24 850	2.53
100	0.30491	7 101	2 165	5 973	16 432	2.31
						⋮

http://www.mhlw.go.jp/toukei/saikin/hw/life/life18/index.html

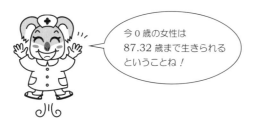

今0歳の女性は
87.32歳まで生きられる
ということね！

参考資料 1　　生命表諸関数の定義

| 死亡率 | $_n q_x$ | ：ちょうど x 歳に達した者が $x+n$ 歳に達しないで死亡する確率を x 歳以上 $x+n$ 歳未満における死亡率といい、これを $_n q_x$ で表す。特に $_1 q_x$ を x 歳における死亡率といい、これを q_x で表す。 |

| 生存数 | l_x | ：生命表上で一定の出生数 l_0（簡易生命表では 100 000 人）が、上記の死亡率に従って死亡減少していくと考えた場合、x 歳に達するまで生きると期待される者の数を x 歳における生存数といい、これを l_x で表す。 |

| 死亡数 | $_n d_x$ | ：x 歳における生存数 l_x のうち $x+n$ 歳に達しないで死亡すると期待される者の数を x 歳以上 $x+n$ 歳未満における死亡数といい、これを $_n d_x$ で表す。特に $_1 d_x$ を x 歳における死亡数といい、これを d_x で表す。 |

| 定常人口 | $_n L_x$ 及び T_x | ：x 歳における生存数 l_x について、これらの者が x 歳から $x+n$ 歳に達するまでの間に生存すると期待される年数の和を x 歳以上 $x+n$ 歳未満における定常人口といい、これを $_n L_x$ で表す。即ち、常に一定の出生があって、これらの者が上記の死亡率に従って死亡すると仮定すると、一定期間経過後、一定の年齢構造をもつ人口集団が得られるが、その集団の x 歳以上 $x+n$ 歳未満の人口に相当する。特に $_1 L_x$ を x 歳における定常人口といい、これを L_x で表す。更に x 歳における生存数 l_x について、これらの者が x 歳以後死亡に至るまでの間に生存すると期待される年数の和を x 歳以上の定常人口といい、これを T_x で表す。即ち、上記の人口集団の x 歳以上の人口に相当する。$_n L_x$ 及び T_x は |

$$_n L_x = \int_x^{x+n} l_t\, dt \qquad , \qquad T_x = \int_x^{\infty} l_t\, dt$$

により与えられる。

| 平均余命 | $\overset{\circ}{e}_x$ | ：x 歳における生存数 l_x について、これらの者が x 歳以降に生存する年数の平均を x 歳における平均余命といい、これを $\overset{\circ}{e}_x$ で表す。x 歳における平均余命は次式により与えられる。 |

$$\overset{\circ}{e}_x = \frac{T_x}{l_x}$$

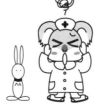

これらの生命表や
生命表諸関数の定義には
厚生労働省のホームページ
http://www.mhlw.go.jp/index.html
から、入ることができます

こんな説明じゃ
さっぱり
わからないよっ！

生命表についての超やさしい解説

死亡率 q_x：x 歳の人が $x+1$ 歳に達しないで死亡する確率を q_x と表します.

この死亡率を用いると生命表を作成することができます.

> 例 1. $q_{55} = 0.00209$ …… 55 歳の人が 56 歳までに死亡する確率が 0.00209

生存数 l_x：出生者 10 万人が死亡率 q_x に従って死亡するとき, x 歳になるまで
生き残る期待値を l_x と表します. もちろん, $l_0 = 10$ 万人ですね.

> 例 1. $l_{55} = 97285$ 人. この値は次のように求められます.
>
> 54 歳まで生き残った人が $l_{54} = 97476$ 人で, この 54 歳の人達が
>
> 55 歳までに死亡する確率が $q_{54} = 0.00196$ ですから
>
> $$l_{55} = l_{54} \times (1 - q_{54}) = 97476 \times (1 - 0.00196) = 97284.9$$

死亡数 d_x：x 歳の人の中で, $x+1$ 歳までに死亡する人数の期待値を d_x とします.

> 例 1. $d_0 = 181$. この値は次のようにして求められます.
>
> 0 歳の人 10 万人が, 1 歳になるまでに死亡する確率が
>
> $q_0 = 0.00181$
>
> ですから, $d_0 = l_0 \times q_0 = 100000 \times 0.00181 = 181$

> 例 2. $d_{55} = l_{55} \times q_{55} = 97285 \times 0.00209 = 203.3$

平均余命 $\overset{\circ}{e}_x$：定常人口総数 T_x を生存数 l_x で割ったものを $\overset{\circ}{e}_x$ と表します.

> 例 1. $\overset{\circ}{e}_{55} = \dfrac{T_{55}}{l_{55}} = \dfrac{3274961}{97285} = 33.66$

定常人口 $_1L_x$, 定常人口総数 T_x：次の図を見るとよくわかります．

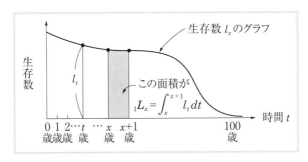

図 4.2.1　定常人口

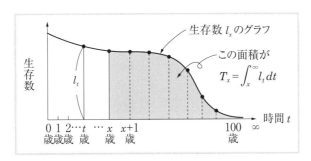

図 4.2.2　定常人口総数

たとえば，$_1L_{55}$ と T_{97} は……

$$_1L_{55} = \int_{55}^{56} l_t\,dt = \doteqdot 97285 \quad 97082 = \frac{(97285 + 97082) \times 1}{2}$$

台形の面積

$$T_{97} = \int_{97}^{\infty} l_t\,dt = \int_{97}^{98} l_t\,dt + \int_{98}^{99} l_t\,dt + \int_{99}^{100} l_t\,dt + \int_{100}^{101} l_t\,dt + \int_{101}^{\infty} l_t\,dt$$

$$= {}_1L_{97} + {}_1L_{98} + {}_1L_{99} + {}_1L_{100} + \cdots$$

$$= 15017 + 11435 + 8418 + 5973 + \cdots$$

■生命表

例題 4.11	次の生命表から，生存数，死亡数，平均余命を計算してみましょう．

表 4.2.2　簡易生命表（男性）

年齢	死亡率	生存数	死亡数	定常人口		平均余命
x	$_nq_x$	l_x	$_nd_x$	$_nL_x$	T_x	$\overset{\circ}{e}_x$
						⋮
0 (年)	0.00196	100 000	196	99 846	8 125 281	81.25
1	0.00025	99 804	25	99 792	8 025 435	80.41
2	0.00019	99 779	19	99 770	7 925 644	79.43
3	0.00014	99 760	14	99 753	7 825 874	78.45
4	0.00011	99 746	11	99 740	7 726 121	77.46
5	0.00010	99 735	10	99 730	7 626 381	76.47
6	0.00008	99 725	8	99 721	7 526 651	75.47
7	0.00007	99 717	7	99 713	7 426 930	74.48
8	0.00007	99 710	7	99 707	7 327 217	73.49
9	0.00007	99 703	6	99 700	7 227 510	72.49
10	0.00007	99 697	7	99 693	7 127 810	71.49
11	0.00008	99 690	8	99 686	7 028 116	70.50
12	0.00009	99 682	9	99 678	6 928 430	69.51
13	0.00011	99 673	11	99 667	6 828 753	68.51
14	0.00014	99 661	14	99 655	6 729 085	67.52
15	0.00016	99 648	16	99 640	6 629 431	66.53
16	0.00020	99 631	20	99 622	6 529 791	65.54
17	0.00024	99 612	24	99 600	6 430 169	64.55
18	0.00029	99 588	29	99 574	6 330 569	63.57
19	0.00035	99 558	35	99 541	6 230 996	62.59
20	0.00040	99 524	40	99 504	6 131 454	61.61
21	0.00044	99 483	44	99 462	6 031 950	60.63
22	0.00047	99 439	47	99 416	5 932 489	59.66
23	0.00049	99 393	48	99 368	5 833 072	58.69
24	0.00049	99 344	49	99 320	5 733 704	57.72
25	0.00049	99 295	49	99 271	5 634 384	56.74
26	0.00049	99 246	49	99 222	5 535 113	55.77
27	0.00050	99 198	49	99 173	5 435 891	54.80
28	0.00051	99 148	51	99 123	5 336 718	53.83
29	0.00053	99 098	52	99 072	5 237 595	52.85
						⋮

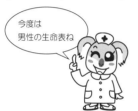

今度は
男性の生命表ね

https://www.mhlw.go.jp/toukei/saikin/hw/life/life18/dl/life18-06.pdf

計算　1　生存数 l_{20} の値を計算してみると…

$$l_{20} = l_{19} \times (1 - q_{19})$$
$$= 99558 \times (1 - 0.00035)$$
$$= 99523.154$$

計算　2　死亡数 d_{20} の値を計算してみると…

$$d_{20} = l_{20} \times q_{20}$$
$$= 99524 \times 0.00040$$
$$= 39.809$$

計算　3　${}_1L_{20}$ の値を計算してみると…

$$_1L_{20} \fallingdotseq \frac{(l_{20} + l_{21}) \times 1}{2} = \frac{l_{20} + l_{21}}{2}$$
$$= \frac{99524 + 99483}{2}$$
$$= 99503.5$$

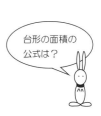

台形の面積の
公式は？

計算　4　T_{20} の値を計算してみると…

$$T_{20} = {}_1L_{20} + {}_1L_{21} + {}_1L_{22} + {}_1L_{23} + \cdots$$
$$= {}_1L_{20} + T_{21}$$
$$= 99524 + 6031950 = 6131474$$

計算　5　平均余命 $\overset{\circ}{e}_{20}$ の値を計算してみると…

$$\overset{\circ}{e}_{20} = \frac{T_{20}}{l_{20}} = \frac{6131474}{99524} = 61.61$$

演習	
4.11	次の生命表から，生存数，死亡数，平均余命を計算してみましょう．

表 4.2.3　簡易生命表（女性）

年齢	死亡率	生存数	死亡数	定常人口		平均余命
x	nq_x	l_x	nd_x	nL_x	T_x	$\overset{\circ}{e}_x$
						⋮
65	0.00434	94 466	410	94 264	2 314 585	24.50
66	0.00477	94 056	448	93 836	2 220 321	23.61
67	0.00529	93 608	495	93 365	2 126 485	22.72
68	0.00589	93 113	548	92 844	2 033 120	21.83
69	0.00651	92 565	603	92 268	1 940 277	20.96
70	0.00711	91 962	654	91 640	1 848 009	20.10
71	0.00772	91 308	705	90 960	1 756 369	19.24
72	0.00841	90 603	762	90 227	1 665 409	18.38
73	0.00929	89 841	835	89 430	1 575 181	17.53
74	0.01042	89 006	927	88 551	1 485 751	16.69
75	0.01175	88 079	1 035	87 571	1 397 200	15.86
76	0.01320	87 044	1 149	86 479	1 309 630	15.05
77	0.01491	85 895	1 281	85 266	1 223 150	14.24
78	0.01702	84 614	1 440	83 908	1 137 884	13.45
79	0.01953	83 174	1 625	82 378	1 053 975	12.67
80	0.02244	81 549	1 830	80 652	971 597	11.91
81	0.02574	79 720	2 052	78 713	890 945	11.18
82	0.02960	77 668	2 299	76 540	812 232	10.46
83	0.03420	75 369	2 578	74 105	735 692	9.76
84	0.03975	72 791	2 894	71 372	661 587	9.09
						⋮

計算 1 生存数 l_{75} の値を求めてください.

$$l_{75} = l_{74} \times (1 - q_{74})$$
$$= \boxed{} \times (1 - \boxed{})$$
$$\fallingdotseq \boxed{}$$

計算 2 死亡数 d_{75} の値を求めてください.

$$d_{75} = l_{75} \times q_{75}$$
$$= \boxed{} \times \boxed{}$$
$$\fallingdotseq \boxed{}$$

計算 3 $_1L_{75}$ の値を求めてください.

$$_1L_{75} \fallingdotseq \frac{(l_{75} + l_{76})}{2}$$
$$\fallingdotseq \frac{\boxed{} + \boxed{}}{2}$$
$$= \boxed{}$$

計算 4 T_{75} の値を求めてください.

$$T_{75} = {}_1L_{75} + T_{76}$$
$$= \boxed{} + \boxed{}$$
$$= \boxed{}$$

計算 5 平均余命 $\mathring{e}_{75}$ の値を求めてください.

$$\mathring{e}_{75} = \frac{T_{75}}{l_{75}}$$
$$= \frac{\boxed{}}{\boxed{}}$$
$$= \boxed{}$$

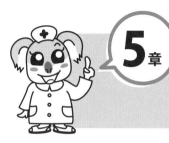

5章 度数分布表とヒストグラムの作り方

Section 5.1　よくわかる度数分布表

次のデータは，糖尿病患者の女性と男性について調査したものです．

表 5.1.1　女性糖尿病患者のグループ

カルテ No.	血糖値 (mg/dl)	体脂肪率 (%)	収縮期血圧 (mmHg)	コレステロール値 (mg/dl)
1	235	19.9	118	150
2	155	38.2	140	373
3	186	31.4	128	104
4	191	43.0	130	184
5	215	25.6	144	503
6	206	36.4	120	330
7	186	30.6	164	346
8	129	23.4	142	228
9	145	39.1	142	333
10	195	28.9	136	143
11	155	32.0	122	150
12	145	35.3	136	409
13	241	38.1	118	198
14	145	29.6	142	82
15	144	25.4	114	198
16	264	38.7	138	221
17	235	19.9	118	150
18	155	38.2	140	373
19	186	31.4	128	104
20	191	43.0	130	184
21	215	25.6	144	503
22	186	30.6	164	346
23	128	23.4	142	228
24	145	39.1	142	333
25	155	32.0	122	150
26	145	35.3	136	409
27	241	38.1	118	198
28	145	29.6	142	82
29	144	25.4	114	198
30	264	38.7	138	221

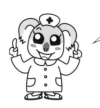

度数分布表は…

階級	階級値	度数	相対度数
～			
～			
⋮	⋮	⋮	⋮
～			

表 5.1.2　男性糖尿病患者のグループ

カルテ No.	血糖値 (mg/dl)	体脂肪率 (%)	収縮期血圧 (mmHg)	コレステロール値 (mg/dl)
1	234	26.3	134	340
2	174	34.5	140	185
3	196	23.6	154	285
4	233	37.5	120	212
5	242	19.0	138	107
6	169	26.5	142	205
7	209	21.6	138	317
8	222	26.7	150	317
9	232	20.7	130	409
10	211	22.1	134	220
11	220	12.6	118	288
12	204	19.1	136	225
13	276	22.8	138	223
14	307	12.8	128	176
15	222	23.6	130	238
16	256	22.3	148	186
17	191	23.3	146	340
18	165	19.6	142	316
19	196	25.6	138	317
20	194	25.8	136	248
21	230	16.6	142	397
22	174	30.0	146	717
23	202	28.5	140	117
24	155	26.5	126	264
25	223	22.5	134	376
26	190	25.6	144	150
27	234	26.3	134	340
28	174	34.5	140	185
29	196	23.6	154	285
30	233	37.5	120	212

● **度数とはデータの個数のこと!**

度数分布表を利用して, 血糖値のデータをまとめてみましょう.

度数分布表の作り方に細かい規則はありません.

要するに, 見やすい表になれば, それで十分です *!!*

表 5.1.3　女性のグループの血糖値の度数分布表

階　　級	階級値	度　　数	累積度数	相対度数	累積相対度数
120～160	140	14	14	46.7%	46.7%
160～200	180	7	21	23.3%	70.0%
200～240	220	5	26	16.7%	86.7%
240～280	260	4	30	13.3%	100.0%
280～320	300	0	30	0.0%	100.0%

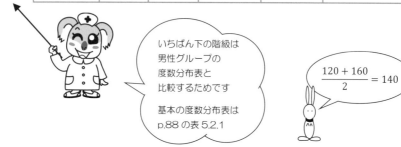

いちばん下の階級は
男性グループの
度数分布表と
比較するためです

基本の度数分布表は
p.88 の表 5.2.1

$$\frac{120 + 160}{2} = 140$$

表 5.1.4　男性のグループの血糖値の度数分布表

階　　級	階級値	度　　数	累積度数	相対度数	累積相対度数
120～160	140	1	1	3.3%	3.3%
160～200	180	11	12	36.7%	40.0%
200～240	220	14	26	46.7%	86.7%
240～280	260	3	29	10.0%	96.7%
280～320	300	1	30	3.3%	100.0%

手順 1　ワークシートにデータを入力しておきます.

	A	B	C	D	E	F	G	H	I
1	血糖値								
2	235								
3	155								
4	186								
5	191								
6	215								
7	206								
8	186								
9	129								
10	145								
11	195								
12	155								
13	145								
14	241								
15	145								
16	144								
17	264								
18	235								

表 5.1.1 の
女性のグループのデータを
No.1〜30 まで
入力しましょう

手順 2　度数分布表の階級を次のように入力し，E2 から E7 まで

ドラッグしておきます.

	A	B	C	D	E	F	G	H	I
1	血糖値		階級		度数				
2	235								
3	155		120	160					
4	186		160	200					
5	191		200	240					
6	215		240	280					
7	206		280	320					
8	186								
9	129								
10	145								
11	195								
12	155								
13	145								

階級の作り方は
自由です

手順 3 リボンの［数式］⇨［f_x 関数の挿入］⇨［統計］⇨［FREQUENCY］を
選択して，［OK］．

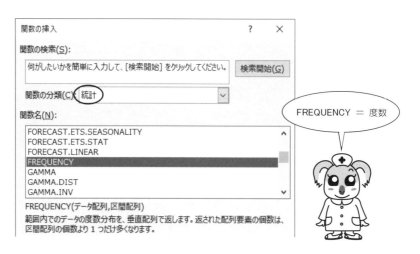

FREQUENCY ＝ 度数

手順 4 次の画面が現れたら，

［データ配列］の中へ A2：A31

［区間配列］の中へ C3：C7

と入力して，Ctrl + Shift + ↵ ．

ここは
３つのキーを
同時に押すことが
大切です

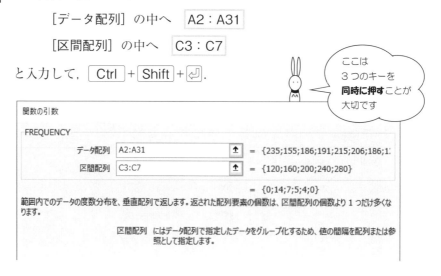

手順 5 次のようになるはずです．

	A	B	C	D	E	F	G	H	I
1	血糖値		階級		度数				
2	235				0				
3	155		120	160	14				
4	186		160	200	7				
5	191		200	240	5				
6	215		240	280	4				
7	206		280	320	0				
8	186								
9	129								
10	145								
11	195								
12	155								
13	145								
14	241								

注目！

この方法で
度数分布表を作ると
200 のデータは
160〜200 の階級に入ります！
160＜データ≦200

男性のグループの度数分布表も
作成してみました

	A	B	C	D	E	F
1	血糖値		階級		度数	
2	234				0	
3	174		120	160	1	
4	196		160	200	11	
5	233		200	240	14	
6	242		240	280	3	
7	169		280	320	1	
8	209					
9	222					

できたっ！

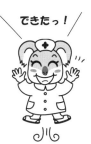

度数分布表をグラフで表したものが，ヒストグラムです．

表 5.2.1　基本の度数分布表

階　　級	階級値	度　　数	相対度数
$a_0 \sim a_1$	m_1	f_1	$\dfrac{f_1}{N} \times 100$
$a_1 \sim a_2$	m_2	f_2	$\dfrac{f_2}{N} \times 100$
$\vdots$	$\vdots$	$\vdots$	$\vdots$
$a_{i-1} \sim a_i$	m_i	f_i	$\dfrac{f_i}{N} \times 100$
$\vdots$	$\vdots$	$\vdots$	$\vdots$
$a_{n-1} \sim a_n$	m_n	f_n	$\dfrac{f_n}{N} \times 100$

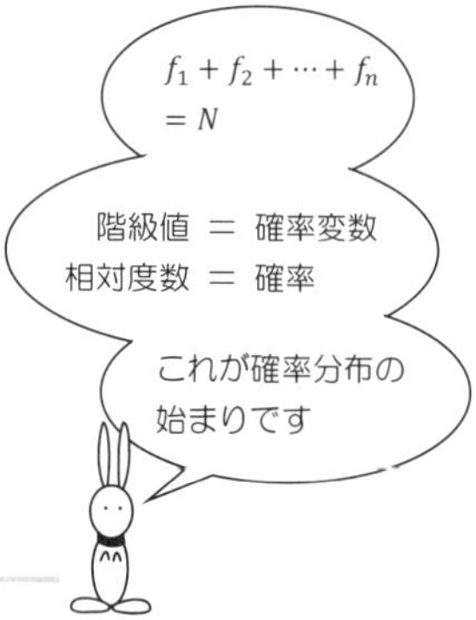

$f_1 + f_2 + \cdots + f_n$
$= N$

階級値 ＝ 確率変数
相対度数 ＝ 確率

これが確率分布の
始まりです

グラフにすると

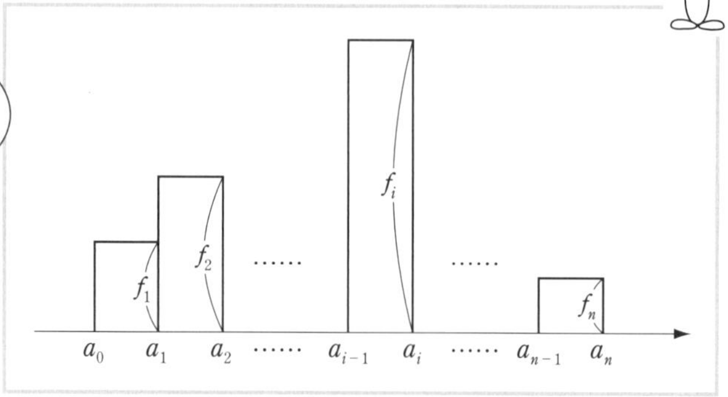

ヒストグラムは
離散型確率分布の
グラフ表現です

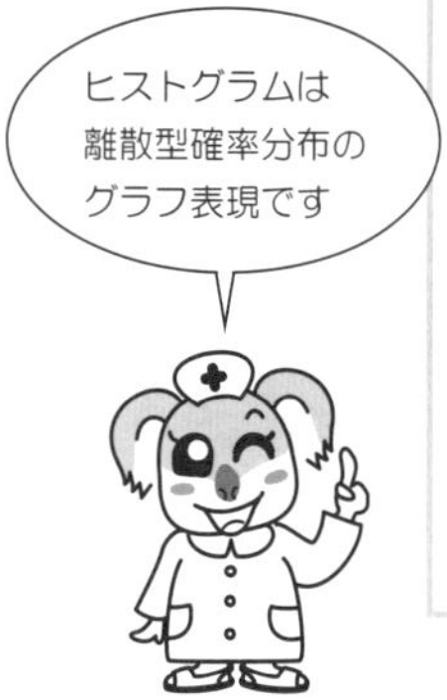

図 5.2.1　基本のヒストグラム

p.87 で作った度数分布表のヒストグラムを描くと，次のようになります.

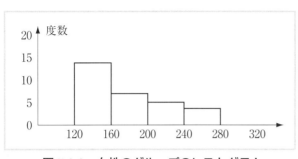

図 5.2.2　女性のグループのヒストグラム

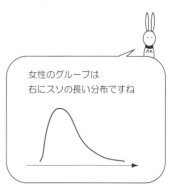

女性のグループは
右にスソの長い分布ですね

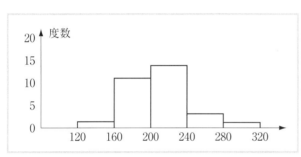

図 5.2.3　男性のグループのヒストグラム

男性のグループは
こんな感じの
少し右にスソの長い分布……？

２つのグループのヒストグラムを比べてみると，

分布の形がずいぶん異なっていることに気づきますね！

Excel の分析ツール[ヒストグラム]を利用すると
簡単に度数分布表とヒストグラムを作成できます

分析ツール(A)

共分散
基本統計量
指数平滑
F 検定：2 標本を使った分散の検定
フーリエ解析
ヒストグラム
移動平均

OK
キャンセル
ヘルプ(H)

理解度チェック　—例題と演習—

■度数分布表

例題	次のデータは78人の糖尿病患者さんの収縮期血圧のデータです.
5.1	度数分布表を作成しましょう.

表5.2.2　糖尿病患者78人の収縮時血圧

No.	血圧	No.	血圧	No.	血圧	No.	血圧	No.	血圧
1	164	17	142	33	140	49	142	65	150
2	142	18	142	34	154	50	138	66	130
3	142	19	136	35	120	51	136	67	134
4	122	20	122	36	138	52	142	68	118
5	136	21	136	37	142	53	146	69	136
6	118	22	118	38	138	54	140	70	138
7	142	23	142	39	150	55	126	71	128
8	114	24	114	40	130	56	134	72	130
9	138	25	138	41	134	57	144	73	148
10	118	26	118	42	118	58	134	74	146
11	140	27	140	43	136	59	140	75	142
12	128	28	128	44	138	60	154	76	138
13	130	29	130	45	128	61	120	77	136
14	144	30	144	46	130	62	138	78	142
15	120	31	120	47	148	63	142		
16	164	32	134	48	146	64	138		

度数分布表の
完成です

階級	階級値	度数	累積度数	相対度数 （%）	累積相対度数 （%）
110〜120	115	12	12	15.4	15.4
120〜130	125	13	25	16.7	32.1
130〜140	135	27	52	34.6	66.7
140〜150	145	22	74	28.2	94.9
150〜160	155	2	76	2.6	97.4
160〜170	165	2	78	2.6	100.0

演習	次のデータは78人の糖尿病患者さんの体脂肪率のデータです.
5.1	度数分布表を作成してください.

表 5.2.3　糖尿病患者 78 人の体脂肪率

No.	体脂肪率	No.	体脂肪率	No.	体脂肪率	No.	体脂肪率	No.	体脂肪率
1	30.6	17	23.4	33	34.5	49	19.6	65	26.7
2	23.4	18	39.1	34	23.6	50	25.6	66	20.7
3	39.1	19	28.9	35	37.5	51	25.8	67	22.1
4	32.0	20	32.0	36	19.0	52	16.6	68	12.6
5	35.3	21	35.3	37	26.5	53	30.0	69	19.1
6	38.1	22	38.1	38	21.6	54	28.5	70	22.8
7	29.6	23	29.6	39	26.7	55	26.5	71	12.8
8	25.4	24	25.4	40	20.7	56	22.5	72	23.6
9	38.7	25	38.7	41	22.1	57	25.6	73	22.3
10	19.9	26	19.9	42	12.6	58	26.3	74	23.3
11	38.2	27	38.2	43	19.1	59	34.5	75	19.6
12	31.4	28	31.4	44	22.8	60	23.6	76	25.6
13	43.0	29	43.0	45	12.8	61	37.5	77	25.8
14	25.6	30	25.6	46	23.6	62	19.0	78	16.6
15	36.4	31	36.4	47	22.3	63	26.5		
16	30.6	32	26.3	48	23.3	64	21.6		

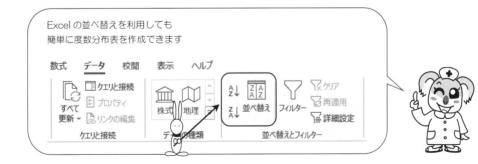

Excel の並べ替えを利用しても
簡単に度数分布表を作成できます

数式　データ　校閲　表示　ヘルプ

クエリと接続　　　プロパティ　　　リンクの編集
すべて
更新
クエリと接続

株式　地理
データの種類

並べ替え　フィルター
並べ替えとフィルター

クリア
再適用
詳細設定

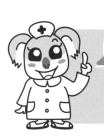

6章 平均値・分散・標準偏差 の求め方

Section 6.1　平均値はデータの位置です

　次のデータは，10人の女性糖尿病患者さんの血糖値，体脂肪率，収縮期血圧，コレステロール値を測定した結果です．

表 6.1.1　10人の女性糖尿病患者

カルテ No.	血糖値	体脂肪率	血　圧	コレステロール
1	186	30.6	164	346
2	128	23.4	142	228
3	145	39.1	142	333
4	155	32.0	122	150
5	145	35.3	136	409
6	241	38.1	118	198
7	145	29.6	142	82
8	144	25.4	114	198
9	264	38.7	138	221
10	235	19.9	118	150

　データを代表する値には

　　　　　平均値，中央値，最頻値，最小値，最大値

などがあります．

　このような数値を**統計量**と呼んでいます．

　医学の論文では，データを代表する値として中央値がよく使われます．中央値は極端な値のデータがあっても，その影響を受けないという特徴をもった統計量です．

よくわかる平均値の定義

平均値はデータの位置を示しています.

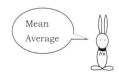

表 6.1.2　1 変数データの型

No.	変数 x
1	x_1
2	x_2
⋮	⋮
⋮	⋮
N	x_N
合計	$\displaystyle\sum_{i=1}^{N} x_i$

定義 ⟹

$$\text{平均値 } \bar{x} = \frac{x_1 + x_2 + \cdots + x_N}{N}$$

$$= \frac{\displaystyle\sum_{i=1}^{N} x_i}{N}$$

$\sum$ はギリシャ文字のシグマです

したがって，女性患者 10 人の血糖値の平均値 $\bar{x}$ は

$$\bar{x} = \frac{x_1 + x_2 + \cdots + x_N}{N}$$

$$= \frac{186 + 128 + 145 + 155 + 145 + 241 + 145 + 144 + 264 + 235}{10}$$

$$= \frac{1788}{10}$$

$$= 178.8$$

となります.

中央値はデータを大きさの順に並べたときの真ん中の値です

最頻値はもっともたびたび現れる値です

手順 1 ワークシートにデータを入力します.

	A	B	C	D	E	F	G	H	I
1	血糖値								
2	186		平均値						
3	128								
4	145								
5	155								
6	145								
7	241								
8	145								
9	144								
10	264								
11	235								
12									

C2 のセルに
平均値と
入力しておきましょう

手順 2 平均値 $\bar{x}$ を計算します. D2 のセルに

$$= \text{AVERAGE}(A2 : A11)$$

	A	B	C	D	E			I
1	血糖値							
2	186		平均値	=AVERAGE(A2:A11)				
3	128							
4	145							
5	155							
6	145							
7	241							

AVERAGE とは
平均値のことです

平均のことを
mean ともいいます

手順 3 次のように平均値 $\bar{x}$ が求まります.

	A	B	C	D	E	F	G	H	I
1	血糖値								
2	186		平均値	178.8					
3	128								
4	145								
5	155								
6	145								
7	241								

とてもカンタンに
$\bar{x}$ が求まりました!

女性糖尿病患者の血糖値の平均値と，男性糖尿病患者の血糖値の平均値を比べてみましょう.

表 6.1.3　10 人の男性糖尿病患者

カルテ No.	血糖値	体脂肪率	血　圧	コレステロール
1	234	26.3	134	340
2	174	34.5	140	185
3	196	23.6	154	285
4	233	37.5	120	212
5	242	19.0	138	107
6	169	26.5	142	205
7	209	21.6	138	317
8	222	26.7	150	317
9	232	20.7	130	409
10	211	22.1	134	220
合計	2122			

男性患者の平均血糖値 $\bar{x} = \dfrac{2122}{10} = 212.2$

女性患者に比べて，男性患者の血糖値の方が高そうですね.

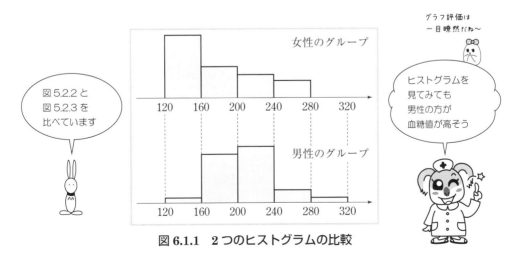

図 6.1.1　2 つのヒストグラムの比較

データと平均値との差の2乗を計算してみると，分散や標準偏差が求まります.

表 6.2.1　分散を求めるための統計量

No.	血糖値	血糖値－平均値	差の2乗
1	186	$186 - 178.8 = \quad 7.2$	$(186 - 178.8)^2 = \quad 51.84$
2	128	$128 - 178.8 = -50.8$	$(128 - 178.8)^2 = 2580.64$
3	145	$145 - 178.8 = -33.8$	$(145 - 178.8)^2 = 1142.44$
4	155	$155 - 178.8 = -23.8$	$(155 - 178.8)^2 = \quad 566.44$
5	145	$145 - 178.8 = -33.8$	$(145 - 178.8)^2 = 1142.44$
6	241	$241 - 178.8 = \quad 62.2$	$(241 - 178.8)^2 = 3868.84$
7	145	$145 - 178.8 = -33.8$	$(145 - 178.8)^2 = 1142.44$
8	144	$144 - 178.8 = -34.8$	$(144 - 178.8)^2 = 1211.04$
9	264	$264 - 178.8 = \quad 85.2$	$(264 - 178.8)^2 = 7259.04$
10	235	$235 - 178.8 = \quad 56.2$	$(235 - 178.8)^2 = 3158.44$
合　計	1788	0	22123.6

データと平均値との差ということは，

"データが平均値からどのくらい離れているか"

ということです.

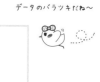

つまり
データのバラツキだね〜

平均値との差　　　　　　　平均値との差
-50.8　　　　　　　　　　　 7.2

データ　　　　　　　　平均値　　　　　データ
128　　　　　　　　　178.8　　　　　186

図 6.2.1　データと平均値との差

よくわかる分散・標準偏差の定義

分散・標準偏差はデータのバラツキを測っています.

表6.2.2　1変数データの統計量

No.	変数 x	$(x_i - \bar{x})^2$
1	x_1	$(x_1 - \bar{x})^2$
2	x_2	$(x_2 - \bar{x})^2$
⋮	⋮	⋮
⋮	⋮	⋮
N	x_N	$(x_N - \bar{x})^2$
合計	$\displaystyle\sum_{i=1}^{N} x_i$	$\displaystyle\sum_{i=1}^{N}(x_i - \bar{x})^2$

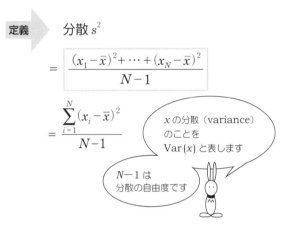

定義　分散 s^2

$$= \frac{(x_1-\bar{x})^2 + \cdots + (x_N-\bar{x})^2}{N-1}$$

$$= \frac{\displaystyle\sum_{i=1}^{N}(x_i-\bar{x})^2}{N-1}$$

x の分散（variance）のことを $\mathrm{Var}(x)$ と表します

$N-1$ は分散の自由度です

したがって，血糖値の分散は

$$分散 s^2 = \frac{(x_1-\bar{x})^2 + (x_2-\bar{x})^2 + \cdots + (x_N-\bar{x})^2}{N-1}$$

$$= \frac{22123.6}{9}$$

$$= 2458.178$$

となります.

標準偏差は分散の平方根なので

$$標準偏差 s = \sqrt{分散}$$

$$= \sqrt{2458.178}$$

$$= 49.580$$

となります.

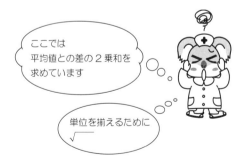

ここでは平均値との差の2乗和を求めています

単位を揃えるために $\sqrt{}$

手順 1   ワークシートにデータを入力します.

	A	B	C	D	E	F	G	H	
1	血糖値								
2	186								
3	128								
4	145		分散						
5	155								
6	145		標準偏差						
7	241								
8	145								
9	144								
10	264								
11	235								
12									

> C4 のセルに 分散
> C6 のセルに 標準偏差
> と入力しておきましょう

手順 2   分散 s^2 を計算します. D4 のセルに

$$= \text{VAR.S}(\text{A2：A11})$$

	A	B	C	D	E	F	G	H	
1	血糖値								
2	186								
3	128								
4	145		分散	=VAR.S(A2:A11)					
5	155								
6	145		標準偏差						
7	241								
8	145								
9	144								
10	264								
11	235								
12									

> VAR ＝ variance

> S…   sample   … 標本
> P… population … 母集団

手順 3 標準偏差 s を計算します．D6 のセルに

$$= \mathrm{STDEV.S}(\mathrm{A2 : A11})$$

	A	B	C	D	E	F	G	H
1	血糖値							
2	186							
3	128							
4	145		分散	2458.178				
5	155							
6	145		標準偏差	=STDEV.S(A2:A11)				
7	241							
8	145							
9	144							
10	264							
11	235							
12								

STDEV
= standard deviation

手順 4 次のように，分散 s^2 と標準偏差 s が求まります．

	A	B	C	D	E	F	G	H
1	血糖値							
2	186							
3	128							
4	145		分散	2458.178				
5	155							
6	145		標準偏差	49.580				
7	241							
8	145							
9	144							
10	264							
11	235							
12								

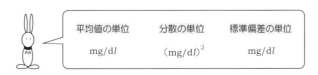

平均値の単位	分散の単位	標準偏差の単位
mg/dl	$(\mathrm{mg/d}l)^2$	mg/dl

■平均値・分散・標準偏差

例題 6.1	次のデータは，女性患者 10 人の体脂肪率を測定したものです．Excel を使って，このデータの平均値，分散，標準偏差を求めましょう．

表 6.2.3　女性患者 10 人の体脂肪率

カルテ No.	体脂肪率
1	30.6
2	23.4
3	39.1
4	32.0
5	35.3
6	38.1
7	29.6
8	25.4
9	38.7
10	19.9

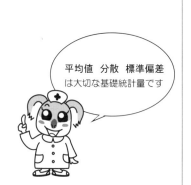

平均値　分散　標準偏差
は大切な基礎統計量です

手順 1　ワークシートにデータを入力します．

	A	B	C	D	E	F	G	H	I
1	体脂肪率								
2	30.6		平均値						
3	23.4								
4	39.1		分散						
5	32.0								
6	35.3		標準偏差						
7	38.1								
8	29.6								
9	25.4								
10	38.7								
11	19.9								
12									

C2 のセルに平均値
C4 のセルに分散
C6 のセルに標準偏差
と入力しましょう

手順 2 平均値，分散，標準偏差を計算します．

D2 のセルに $\boxed{= \text{AVERAGE}(A2:A11)}$

D4 のセルに $\boxed{= \text{VAR.S}(A2:A11)}$

D6 のセルに $\boxed{= \text{STDEV.S}(A2:A11)}$

	A	B	C	D	E	F	G	H
1	体脂肪率							
2	30.6		平均値	=AVERAGE(A2:A11)				
3	23.4							
4	39.1		分散					
5	32.0							
6	35.3		標準偏差					
7	38.1							
8	29.6							
9	25.4							
10	38.7							
11	19.9							
12								

手順 3 すると，次のように平均値，分散，標準偏差が求まります．

	A	B	C	D	E	F	G	H
1	体脂肪率							
2	30.6		平均値	31.210				
3	23.4							
4	39.1		分散	45.423				
5	32.0							
6	35.3		標準偏差	6.740				
7	38.1							
8	29.6							
9	25.4							
10	38.7							
11	19.9							
12								

演習	次のデータは男性患者 10 人の体脂肪率を測定したものです.
6.1	Excel を使って，このデータの平均値，分散，標準偏差を求めてください.

表 6.2.4　男性患者 10 人の体脂肪率

カルテ No.	体脂肪率
1	26.3
2	34.5
3	23.6
4	37.5
5	19.0
6	26.5
7	21.6
8	26.7
9	20.7
10	22.1

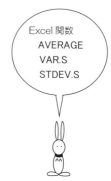

Excel 関数
AVERAGE
VAR.S
STDEV.S

手順　1　ワークシートにデータを入力してください.

	A	B	C	D	E	F	G	H	I
1	体脂肪率								
2	26.3		平均値						
3	34.5								
4	23.6		分散						
5	37.5								
6	19.0		標準偏差						
7	26.5								
8	21.6								
9	26.7								
10	20.7								
11	22.1								
12									

C2 のセルに平均値
C4 のセルに分散
C6 のセルに標準偏差
と入力しておきましょう

手順 2   平均値, 分散, 標準偏差を計算します.

        D2 のセルに [　　　　　　　]

        D4 のセルに [　　　　　　　]

        D6 のセルに [　　　　　　　]

どのような結果になりましたか？

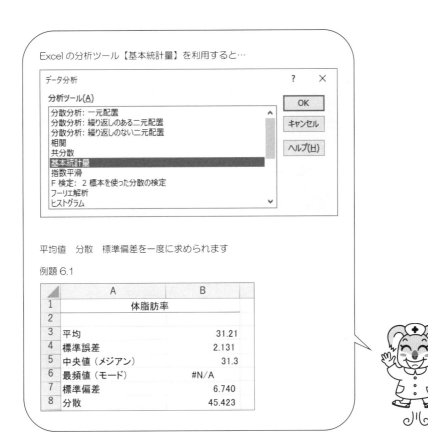

Excel の分析ツール【基本統計量】を利用すると…

データ分析　　　　　　　　　　　　　　　　？　　×

分析ツール(A)

分散分析: 一元配置
分散分析: 繰り返しのある二元配置
分散分析: 繰り返しのない二元配置
相関
共分散
基本統計量
指数平滑
F 検定: 2 標本を使った分散の検定
フーリエ解析
ヒストグラム

OK
キャンセル
ヘルプ(H)

平均値　分散　標準偏差を一度に求められます

例題 6.1

	A	B
1	体脂肪率	
2		
3	平均	31.21
4	標準誤差	2.131
5	中央値（メジアン）	31.3
6	最頻値（モード）	#N/A
7	標準偏差	6.740
8	分散	45.423

Section 6.2　分散・標準偏差は，データのバラツキです　　103

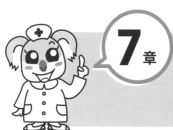

7章 散布図，相関係数，回帰直線の求め方

散布図は 2 変数データのグラフ表現です

次のデータは，糖尿病患者の HbA1c と血糖値を測定したものです．

表 7.1.1　糖尿病患者の HbA1c と血糖値

カルテ No.	HbA1c (%)	血糖値 (mg/dl)
1	9.8	155
2	7.7	194
3	5.0	191
4	5.2	256
5	7.5	222
6	6.8	307
7	5.2	276
8	6.4	220
9	8.5	169
10	7.3	174
11	8.6	190
12	6.3	202

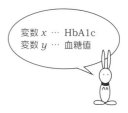

変数 x … HbA1c
変数 y … 血糖値

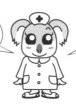

平均値・分散・標準偏差
…1 変数データ

散布図・相関係数・回帰直線
…2 変数データ

この2変数データをグラフに表現すると，次のようになります．

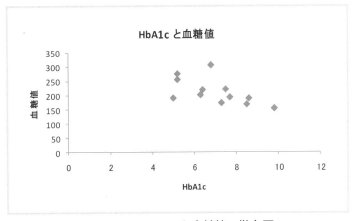

図 7.1.1　HbA1c と血糖値の散布図

このように

横軸（＝x 軸）　に　HbA1c（変数 x）

縦軸（＝y 軸）　に　血糖値（変数 y）

をとったグラフのことを，散布図といいます．

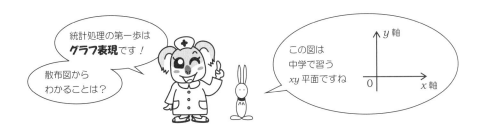

この散布図を見ながら，変数 x と変数 y の関係を調べます．

このとき，変数 x と変数 y の関係を相関といいます．

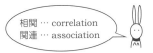

2変数データを，次のように表します．

表 7.1.2　2変数データの型

No.	変数 x	変数 y
1	x_1	y_1
2	x_2	y_2
$\vdots$	$\vdots$	$\vdots$
N	x_N	y_N

散布図は，次の3つのパターンに分類できます．

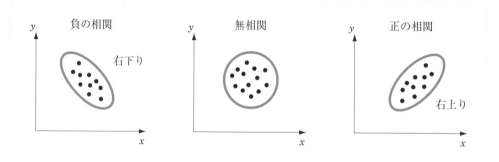

図 7.1.2　散布図の3つのパターン

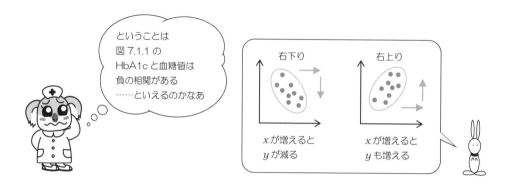

手順 1 ワークシートにデータを入力します．

そして，データの範囲を指定します．

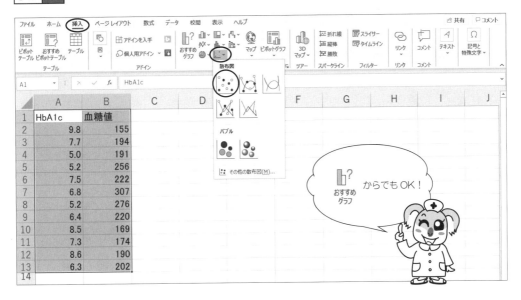

手順 2 ［挿入］のメニューの中の［散布図］から，次のように選択します.

次のように散布図が描けます. でも……

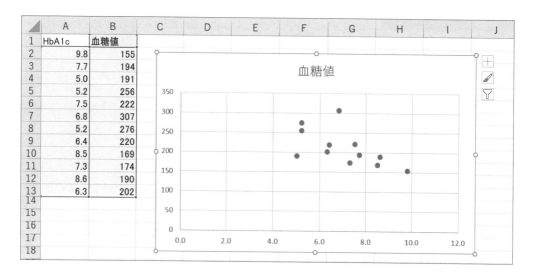

［グラフのデザイン］をクリックすると，いろいろなメニューが

用意されています. 魅力的な散布図に仕上げましょう.

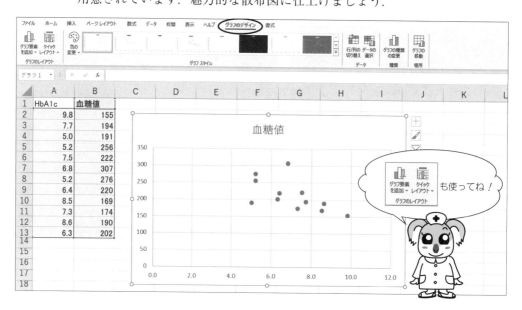

手順 5　目盛線を取り，タイトルや軸ラベルを変えてみました！

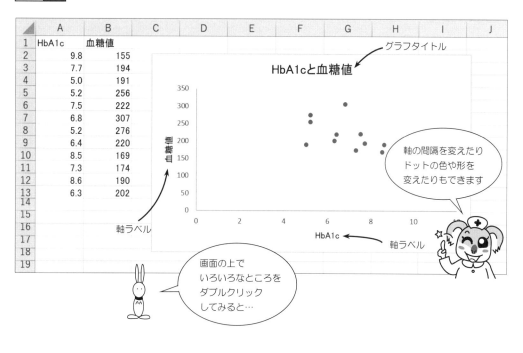

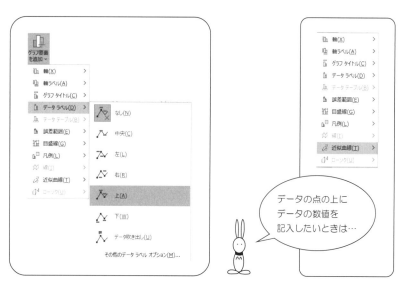

Section 7.2　相関係数は2変数データの広がりです

　散布図を描くことにより，表 7.1.1 の 2 つの変数 HbA1c と血糖値の間に，負の相関があることがわかりました.

　この 2 つの変数の関係を，さらに詳しく調べてみましょう.

　それには，相関係数 r が便利です！

よくわかる相関係数の定義

相関係数 r の定義は，次のような長〜い式になります.

$$r = \frac{(x_1 - \bar{x}) \times (y_1 - \bar{y}) + \cdots + (x_N - \bar{x}) \times (y_N - \bar{y})}{\sqrt{(x_1 - \bar{x})^2 + \cdots + (x_N - \bar{x})^2} \times \sqrt{(y_1 - \bar{y})^2 + \cdots + (y_N - \bar{y})^2}}$$

ところで，相関係数の定義式の分子，分母を $N-1$ で割ると

$$r = \frac{\dfrac{(x_1 - \bar{x}) \times (y_1 - \bar{y}) + \cdots + (x_N - \bar{x}) \times (y_N - \bar{y})}{N-1}}{\sqrt{\dfrac{(x_1 - \bar{x})^2 + \cdots + (x_N - \bar{x})^2}{N-1}} \times \sqrt{\dfrac{(y_1 - \bar{y})^2 + \cdots + (y_N - \bar{y})^2}{N-1}}}$$

となります. この分母の $\sqrt{}$ の中身は x の分散と y の分散なので

$$r = \frac{\dfrac{(x_1 - \bar{x}) \times (y_1 - \bar{y}) + \cdots + (x_N - \bar{x}) \times (y_N - \bar{y})}{N-1}}{\sqrt{x \text{ の分散}} \times \sqrt{y \text{ の分散}}}$$

となります. では，分子は？

この分子を，x と y の**共分散** $\mathrm{Cov}(x, y)$ といいます.

$$\mathrm{Cov}(x, y) = \frac{(x_1 - \bar{x}) \times (y_1 - \bar{y}) + \cdots + (x_N - \bar{x}) \times (y_N - \bar{y})}{N - 1}$$

分散が x や y の**長さ**を測る統計量なのに対し

共分散は x と y の**広がり**を測る統計量です.

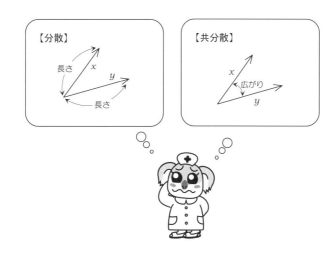

つまり，……

$$相関係数\ r = \frac{x と y の共分散}{\sqrt{x の分散} \times \sqrt{y の分散}}$$

$$= \frac{x と y の共分散}{x の標準偏差 \times y の標準偏差}$$

となりますね *!!*

手順 1 ワークシートにデータを入力します.

	A	B	C	D	E	F	G	H	I
1	HbA1c	血糖値							
2	9.8	155		相関係数					
3	7.7	194							
4	5.0	191							
5	5.2	256							
6	7.5	222							
7	6.8	307							
8	5.2	276							
9	6.4	220							
10	8.5	169							
11	7.3	174							
12	8.6	190							
13	6.3	202							
14									
15									

D2 のセルに
相関係数と
入力しておきます

手順 2 相関係数を計算します. E2 のセルに

＝CORREL（A2：A13, B2：B13）

	A	B	C	D	E	F	G	H	I
1	HbA1c	血糖値							
2	9.8	155		相関係数	=CORREL(A2:A13,B2:B13)				
3	7.7	194							
4	5.0	191							
5	5.2	256							
6	7.5	222							
7	6.8	307							
8	5.2	276							
9	6.4	220							
10	8.5	169							
11	7.3	174							
12	8.6	190							
13	6.3	202							
14									
15									

相関係数
= correlation coefficiant

手順 3　すると，次のように相関係数が求まります．

▲	A	B	C	D	E	F	G	H	I
1	HbA1c	血糖値							
2	9.8	155		相関係数	−0.591				
3	7.7	194							
4	5.0	191							
5	5.2	256							
6	7.5	222							
7	6.8	307							
8	5.2	276							
9	6.4	220							
10	8.5	169							
11	7.3	174							
12	8.6	190							
13	6.3	202							
14									
15									
16									

Excel 関数 CORREL では
以下のように入力します

関数の引数

CORREL

配列1 A2:A13 ⬆

配列2 B2:B13 ⬆

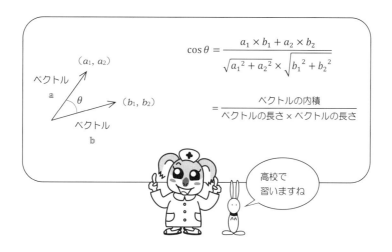

$$\cos \theta = \frac{a_1 \times b_1 + a_2 \times b_2}{\sqrt{a_1^2 + a_2^2} \times \sqrt{b_1^2 + b_2^2}}$$

$$= \frac{\text{ベクトルの内積}}{\text{ベクトルの長さ} \times \text{ベクトルの長さ}}$$

(a_1, a_2)

ベクトル
a

θ　(b_1, b_2)

ベクトル
b

高校で
習いますね

● 相関係数と散布図の関係は……？

相関係数と散布図の間には，次のような関係が成り立っています．

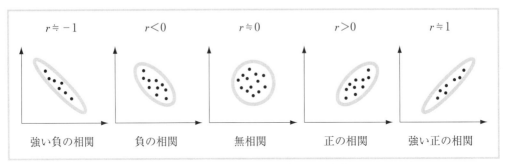

図 7.2.1　相関係数と散布図の関係

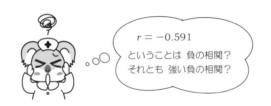

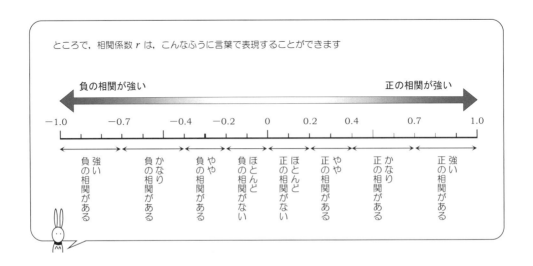

次の散布図を見てみましょう.

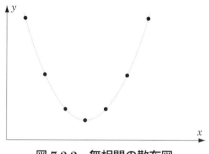

x	y
-4	11
-3	6
-2	3
-1	2
0	3
1	6
2	11

図 7.2.2　無相関の散布図

この散布図から, x と y は正の相関でも負の相関でもないことがわかります.

相関係数を計算してみても $r = 0.000$ になっています.

相関係数

	x	y
x	1.000	
y	0.000	1.000

ところが, この 2 変数データには

$$11 = (-4)^2 + 2 \times (-4) + 3$$
$$6 = (-3)^2 + 2 \times (-3) + 3$$
$$\vdots$$
$$11 = 2^2 + 2 \times 2 + 3$$

のように, 2次式の関係があります.

つまり, 相関係数は

　　"1次式の関係"

を調べる統計量ですね *!!*

Section **7.3**　　回帰直線を使うと，x から y を予測できます

次の図のように，相関係数が 1 や -1 に近いときには，
x と y の間に直線の関係

$$y = a + b \times x$$

が成り立っているのではないかと考えられます.

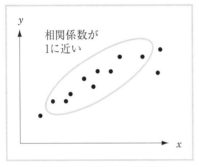

図 7.3.1　強い正の相関

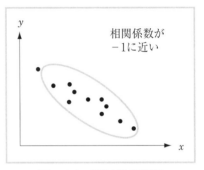

図 7.3.2　強い負の相関

でも残念ながら，統計では 2 変数データ x と y の間に

$$y = a + b \times x$$

という 1 次式は成り立ちません.

数学の世界

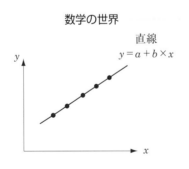

図 7.3.3　数学の直線

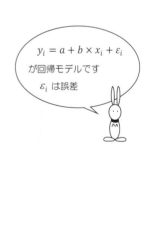

$y_i = a + b \times x_i + \varepsilon_i$
が回帰モデルです
ε_i は誤差

というのも，現実のデータには誤差の動きがあるので，
データが一直線上に並ぶということはありません．

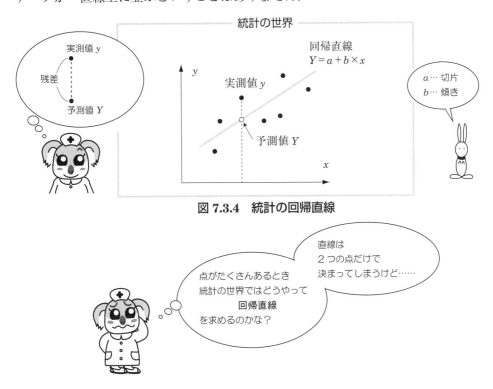

図7.3.4　統計の回帰直線

そこで，統計では，図7.3.4のように
実測値 y に対して，予測値 Y を与える式

$$Y = a + b \times x$$

を考えることにします．この式のことを**回帰式**といいます．

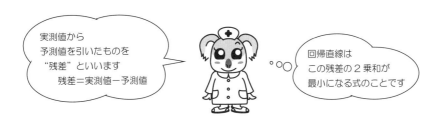

手順 1　ワークシートにデータを入力します.

	A	B	C	D	E	F	G	H	I
1	HbA1c	血糖値							
2	9.8	155		傾き					
3	7.7	194							
4	5.0	191		切片					
5	5.2	256							
6	7.5	222							
7	6.8	307							
8	5.2	276							
9	6.4	220							
10	8.5	169							
11	7.3	174							
12	8.6	190							
13	6.3	202							
14									
15									

$Y = a + b \times x$

b：傾き，回帰係数
a：切片，定数項

手順 2　回帰直線の傾き b を計算します．E2 のセルに

=SLOPE(B2：B13, A2：A13)

	A	B	C	D	E	F	G	H	I
1	HbA1c	血糖値							
2	9.8	155		傾き	=SLOPE(B2:B13,A2:A13)				
3	7.7	194							
4	5.0	191		切片					
5	5.2	256							
6	7.5	222							
7	6.8	307							
8	5.2	276							
9	6.4	220							
10	8.5	169							
11	7.3	174							
12	8.6	190							
13	6.3	202							
14									
15									

傾き ＝ slope

手順 3 回帰直線の切片 a を計算します．E4 のセルに

$$=INTERCEPT(B2：B13, A2：A13)$$

	A	B	C	D	E	F	G	H	I
1	HbA1c	血糖値							
2	9.8	155		傾き	−18.026				
3	7.7	194							
4	5.0	191		切片	=INTERCEPT(B2:B13,A2:A13)				
5	5.2	256							
6	7.5	222							
7	6.8	307							
8	5.2	276							
9	6.4	220							
10	8.5	169							
11	7.3	174							
12	8.6	190							
13	6.3	202							
14									

切片 ＝ intercept

手順 4 すると，次のように回帰直線の傾き b と切片 a が求まります．

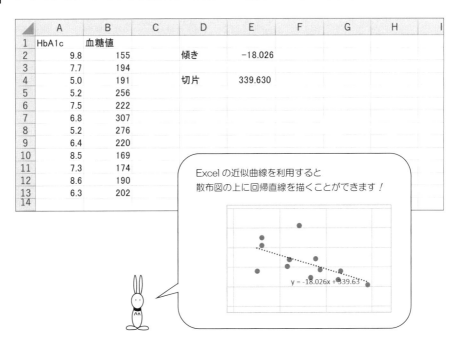

	A	B	C	D	E	F	G	H	I
1	HbA1c	血糖値							
2	9.8	155		傾き	−18.026				
3	7.7	194							
4	5.0	191		切片	339.630				
5	5.2	256							
6	7.5	222							
7	6.8	307							
8	5.2	276							
9	6.4	220							
10	8.5	169							
11	7.3	174							
12	8.6	190							
13	6.3	202							
14									

Excel の近似曲線を利用すると
散布図の上に回帰直線を描くことができます！

y = -18.026x + 339.63

理解度チェック ―例題と演習―

■散布図・相関係数・回帰直線

例題 7.1	次のデータは，15人の女性糖尿病患者さんの食塩摂取量と血糖値を測定した結果です． Excelを使って，相関係数 r を求め，散布図を描きましょう．

表7.3.1　15人の女性糖尿病患者

No.	食塩摂取量	血糖値
1	10.0	206
2	14.0	215
3	8.5	145
4	7.0	191
5	8.0	186
6	9.1	155
7	12.4	235
8	14.5	264
9	8.6	144
10	8.2	155
11	12.4	241
12	5.4	145
13	8.2	145
14	6.0	122
15	9.1	186
	↑	↑
	変数 x	変数 y

食塩摂取量を x 軸に
血糖値を y 軸に

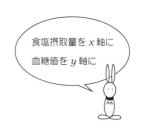

Excel の分析ツールを利用しても、相関係数を求められます

分析ツール(A)

分散分析: 一元配置
分散分析: 繰り返しのある二元配置
分散分析: 繰り返しのない二元配置
相関
共分散
基本統計量

OK
キャンセル
ヘルプ(H)

ワークシートにデータを入力したら，

相関係数 r を計算します．

E2 のセルに ＝CORREL（A2：A16, B2：B16）

	A	B	C	D	E	F	G
1	食塩摂取量	血糖値					
2	10.0	206		相関係数	=CORREL(A2:A16,B2:B16)		
3	14.0	215					
4	8.5	145					
5	7.0	191					
6	8.0	186					
7	9.1	155					
8	12.4	235					
9	14.5	264					
10	8.6	144					
11	8.2	155					
12	12.4	241					
13	5.4	145					
14	8.2	145					
15	6.0	122					
16	9.1	186					
17							

手順 2 次のように相関関数 r が求まります．

	A	B	C	D	E	F	G
1	食塩摂取量	血糖値					
2	10.0	206		相関係数	0.851		
3	14.0	215					
4	8.5	145					
5	7.0	191					
6	8.0	186					
7	9.1	155					
8	12.4	235					
9	14.5	264					
10	8.6	144					
11	8.2	155					
12	12.4	241					
13	5.4	145					
14	8.2	145					
15	6.0	122					
16	9.1	186					
17							

簡単に相関係数が
求まります

手順 3 続いて，散布図を描きます．

データの範囲を指定したら，［挿入］⇨［散布図］から，

描きたい散布図のモデルを，次のように選択します．

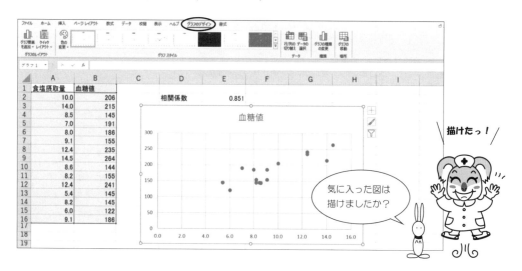

手順 4 散布図は描けましたが，［グラフのデザイン］の中のメニューを利用して，

見やすい散布図に編集しましょう．

次のデータは，15 人の男性糖尿病患者さんのカルシウム摂取量と
収縮期血圧を測定した結果です．

Excel を使って相関係数 r と散布図を求めてください．

表 7.3.2　15 人の男性糖尿病患者

No.	カルシウム摂取量	収縮期血圧
1	747	128
2	525	136
3	451	148
4	529	142
5	516	136
6	600	138
7	667	138
8	565	146
9	451	130
10	521	118
11	267	142
12	533	134
13	485	150
14	235	130
15	596	120

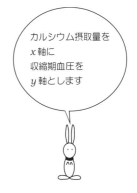

カルシウム摂取量を
x 軸に
収縮期血圧を
y 軸とします

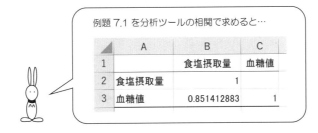

例題 7.1 を分析ツールの相関で求めると…

	A	B	C
1		食塩摂取量	血糖値
2	食塩摂取量	1	
3	血糖値	0.851412883	1

| 例題 7.2 | 次のデータは，15 人の女性糖尿病患者さんのカルシウム摂取量と血糖値について測定した結果です． |

Excel を使って，回帰直線の傾き b と切片 a を求めましょう．

表7.3.3　15 人の女性糖尿病患者

No.	カルシウム摂取量	血糖値
1	401	206
2	553	215
3	401	145
4	338	191
5	598	186
6	548	155
7	458	235
8	780	264
9	311	144
10	519	155
11	488	241
12	318	145
13	624	145
14	228	122
15	511	186
	↑	↑
	変数 x	変数 y

カルシウム摂取量が x 軸
血糖値が y 軸です

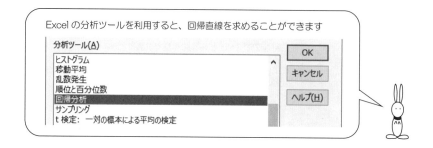

Excel の分析ツールを利用すると、回帰直線を求めることができます

分析ツール(A)

ヒストグラム
移動平均
乱数発生
順位と百分位数
回帰分析
サンプリング
t 検定：一対の標本による平均の検定

OK
キャンセル
ヘルプ(H)

ワークシートにデータを入力したら，

回帰直線の傾き b を計算します．

E2 のセルに =SLOPE（B2：B16, A2：A16）

	A	B	C	D	E	F	G	H
1	カルシウム摂取	血糖値						
2	401	206		傾き	=SLOPE(B2:B16,A2:A16)			
3	553	215						
4	401	145		切片				
5	338	191						
6	598	186						
7	548	155						
8	458	235						
9	780	264						
10	311	144						
11	519	155						
12	488	241						
13	318	145						
14	624	145						
15	228	122						
16	511	186						
17								

手順 **2**　回帰直線の切片 a を計算します．

E4 のセルに， =INTERCEPT（B2：B16, A2：A16）

	A	B	C	D	E	F	G	H
1	カルシウム摂取	血糖値						
2	401	206		傾き	0.160			
3	553	215						
4	401	145		切片	=INTERCEPT(B2:B16,A2:A16)			
5	338	191						
6	598	186						
7	548	155						
8	458	235						
9	780	264						
10	311	144						
11	519	155						
12	488	241						
13	318	145						
14	624	145						
15	228	122						
16	511	186						
17								

	A	B	C	D	E	F	G	H
1	カルシウム摂取	血糖値						
2	401	206		傾き	0.160			
3	553	215						
4	401	145		切片	106.842			
5	338	191						
6	598	186						
7	548	155						
8	458	235						
9	780	264						
10	311	144						
11	519	155						
12	488	241						
13	318	145						
14	624	145						
15	228	122						
16	511	186						
17								
18								
19								

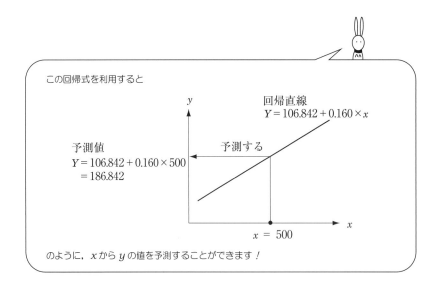

この回帰式を利用すると

回帰直線
$$Y = 106.842 + 0.160 \times x$$

予測する

予測値
$$Y = 106.842 + 0.160 \times 500$$
$$= 186.842$$

$x = 500$

のように，x から y の値を予測することができます！

次のデータは，15 人の男性糖尿病患者さんの繊維摂取量と中性脂肪について測定した結果です．

Excel を使って，回線直線の傾き b と切片 a を求めてください．

表 7.3.4　15 人の男性糖尿病患者

No.	繊維摂取量	中性脂肪
1	6.7	204
2	12.0	170
3	10.3	110
4	7.0	144
5	9.0	227
6	7.3	167
7	16.5	67
8	13.1	150
9	8.1	114
10	7.4	241
11	15.2	120
12	5.3	152
13	12.4	70
14	15.9	67
15	11.7	82

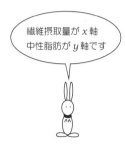

繊維摂取量が x 軸
中性脂肪が y 軸です

例題 7.2 を分析ツールの回帰分析で求めると…

	係数	標準誤差	t	P–値
切片	106.8418	34.14684	3.128893	0.00799
カルシウム摂取量	0.16003	0.069456	2.304056	0.038369

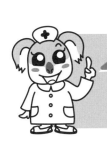

8章 平均値や比率の区間推定の求め方

Section 8.1 母平均の区間推定とは

よくわかる母平均の区間推定のしくみ

"区間推定" とは
データの情報から母集団の
情報を推定すること

"母集団" とは
研究対象のこと

母平均の区間推定は，次のようになります．

信頼係数 95%の母平均の区間推定

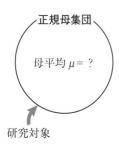

正規母集団

母平均 $\mu = ?$

研究対象

ランダムに
抽出します

標本（＝サンプル）

$\{x_1 \quad x_2 \quad \cdots \quad x_N\}$

●標本平均 $\bar{x} = \dfrac{x_1 + x_2 + \cdots + x_N}{N}$

●標本分散 $s^2 = \dfrac{(x_1 - \bar{x})^2 + \cdots + (x_N - \bar{x})^2}{N-1}$

$$\bar{x} - t(N-1\,;\,0.025) \times \sqrt{\dfrac{s^2}{N}} \;\leqq\; 母平均\ \mu \;\leqq\; \bar{x} + t(N-1\,;\,0.025) \times \sqrt{\dfrac{s^2}{N}}$$

 下側信頼限界 上側信頼限界

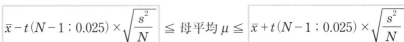

次のデータは，健康な6人の女性の空腹時血糖値です．このデータを使って，健康な女性の空腹時血糖値の信頼係数95%信頼区間を求めてみましょう．

表8.1.1　健康な6人の女性の血糖値

血糖値	110　91　86　106　97　82

標本平均 $\bar{x}$，標本分散 s^2，$t(6-1 ; 0.025)$ を計算すると

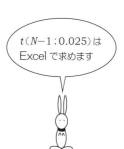

$t(N-1 ; 0.025)$ は Excel で求めます

- 標本平均 $\bar{x}$　　= 95.333
- 標本分散 s^2　　= 123.067
- $t(6-1 ; 0.025) = 2.571$

となります．この値を信頼係数95%信頼区間の公式に代入すると

$$95.333 - 2.571 \times \sqrt{\frac{123.067}{6}} \leqq 母平均 \mu \leqq 95.333 + 2.571 \times \sqrt{\frac{123.067}{6}}$$

$$83.691 \leqq 母平均 \mu \leqq 106.975$$

したがって，健康な女性の血糖値の信頼係数95%信頼区間は

$$83.691 \leqq 健康な女性の血糖値の母平均 \mu \leqq 106.975$$

となります．

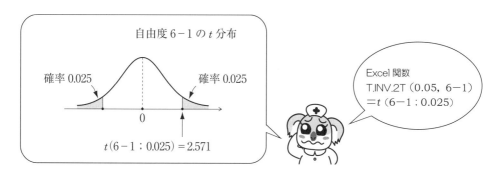

自由度 $6-1$ の t 分布

確率 0.025　　確率 0.025

0

$t(6-1 ; 0.025) = 2.571$

Excel 関数
T.INV.2T $(0.05,\ 6-1)$
$= t(6-1 ; 0.025)$

手順 1　ワークシートにデータを入力します.

	A	B	C	D	E	F	G	H
1	血糖値							
2	110		標本平均					
3	91							
4	86		標本分散			下側信頼限界		
5	106							
6	97		t分布の値			上側信頼限界		
7	82							
8								

手順 2　標本平均と標本分散を計算します.

D2 のセルに　＝AVERAGE（A2：A7）

D4 のセルに　＝VAR.S（A2：A7）

	A	B	C	D	E	F	G	H
1	血糖値							
2	110		標本平均	95.333				
3	91							
4	86		標本分散	=VAR.S(A2:A7)		下側信頼限界		
5	106							
6	97		t分布の値			上側信頼限界		
7	82							
8								

手順 3　$t(6-1 ; 0.025)$ を求めます.

D6 のセルに　＝T.INV.2T（0.05, 6－1）

	A	B	C	D	E	F	G	H
1	血糖値							
2	110		標本平均	95.333				
3	91							
4	86		標本分散	123.067		下側信頼限界		
5	106							
6	97		t分布の値	=T.INV.2T(0.05,6-1)		上側信頼限界		
7	82							
8								

信頼係数 95%

手順 4 下側信頼限界を計算します．G4 のセルに

$$=D2-D6*(D4/6)\text{^}0.5$$

	A	B	C	D	E	F	G	H
1	血糖値							
2	110							
3	91			下側信頼限界				
4	86		$\bar{x}-t(N-1;0.025)\times\sqrt{\frac{s^2}{N}}$			下側信頼限界	=D2-D6*(D4/6)^0.5	
5	106							
6	97					上側信頼限界		
7	82							
8								

手順 5 上側信頼限界を計算します．G6 のセルに

$$=D2+D6*(D4/6)\text{^}0.5$$

	A	B	C	D	E	F	G	H
1	血糖値							
2	110							
3	91		上側信頼限界					
4	86		$\bar{x}+t(N-1;0.025)\times\sqrt{\frac{s^2}{N}}$			下側信頼限界	83.691	
5	106							
6	97					上側信頼限界	=D2+D6*(D4/6)^0.5	
7	82							

手順 6 すると，次のように信頼区間が求まります．

	A	B	C	D	E	F	G	H
1	血糖値							
2	110		標本平均	95.333				
3	91							
4	86		標本分散	123.067		下側信頼限界	83.691	
5	106							
6	97		t分布の値	2.571		上側信頼限界	106.975	
7	82							
8								

● **よくわかる母比率の区間推定のしくみ**

母比率の区間推定は，次のようになります．

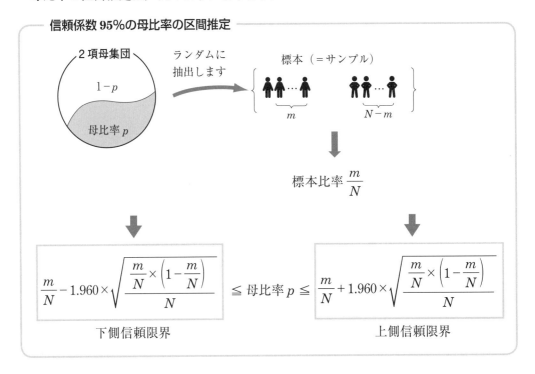

信頼係数95%の母比率の区間推定

2項母集団

$1-p$

母比率p

ランダムに
抽出します

標本（＝サンプル）

m　　$N-m$

標本比率 $\dfrac{m}{N}$

$$\dfrac{m}{N} - 1.960 \times \sqrt{\dfrac{\dfrac{m}{N} \times \left(1 - \dfrac{m}{N}\right)}{N}} \leqq 母比率p \leqq \dfrac{m}{N} + 1.960 \times \sqrt{\dfrac{\dfrac{m}{N} \times \left(1 - \dfrac{m}{N}\right)}{N}}$$

下側信頼限界　　　　　　　　　　　　　　　　　　　上側信頼限界

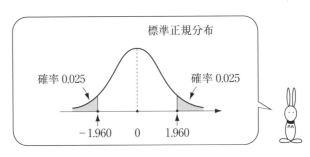

標準正規分布

確率 0.025　　　　　　　　確率 0.025

-1.960　　0　　1.960

健康診断をおこなったところ，875人中96人に糖尿病の疑いがありました．

このデータから，糖尿病の疑いのある人たちの母比率 p の
信頼係数95％信頼区間を求めてみましょう．

表 **8.2.1** 　健康診断の結果

	糖尿病の疑いがある人	糖尿病の疑いがない人
人　数	96 人	779 人

標本比率は

$$\frac{m}{N} = \frac{96}{875}$$

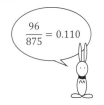

$$\frac{96}{875} = 0.110$$

なので，信頼係数95％信頼区間の公式に代入すると

$$\frac{96}{875} - 1.960 \times \sqrt{\frac{\frac{96}{875} \times \left(1 - \frac{96}{875}\right)}{875}} \leq 母比率\,p \leq \frac{96}{875} + 1.960 \times \sqrt{\frac{\frac{96}{875} \times \left(1 - \frac{96}{875}\right)}{875}}$$

$$0.089 \leq 母比率\,p \leq 0.130$$

となります．

したがって，糖尿病の疑いのある人たちの信頼係数95％信頼区間は

$$0.089 \leq 糖尿病の疑いのある人たちの母比率\,p \leq 0.130$$

となります．

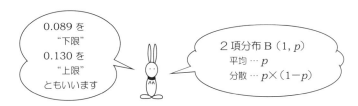

0.089 を
"下限"
0.130 を
"上限"
ともいいます

2項分布 B $(1, p)$
平均 … p
分散 … $p \times (1-p)$

Excel による　母比率の区間推定の求め方

手順 1　ワークシートにデータを入力します.

	A	B	C	D	E	F
1	糖尿病の疑いがある人	糖尿病の疑いがない人	合計			
2	96	779	875			
3						
4	標本比率					
5						
6	統計量					
7						
8	下側信頼限界					
9						
10	上側信頼限界					
11						

手順 2　標本比率と統計量を計算します.

B4 のセルに　　=A2/C2

B6 のセルに　　=B4＊(1－B4)

	A	B	C	D	E	F
1	糖尿病の疑いがある人	糖尿病の疑いがない人	合計			
2	96	779	875			
3						
4	標本比率	0.110				
5						
6	統計量	=B4*(1−B4)				
7						
8	下側信頼限界					
9						
10	上側信頼限界					
11						

ここでは

$$\frac{\frac{m}{N} \times \left(1 - \frac{m}{N}\right)}{N}$$

を求めています

手順 3 下側信頼限界を計算します．B8 のセルに

$$=B4-1.960*(B6/C2)\hat{}0.5$$

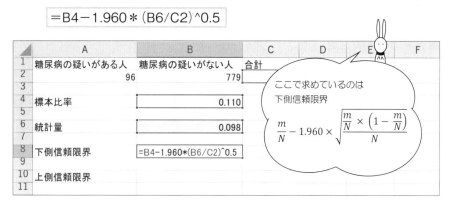

手順 4 上側信頼限界を計算します．B10 のセルに

$$=B4+1.96*(B6/C2)\hat{}0.5$$

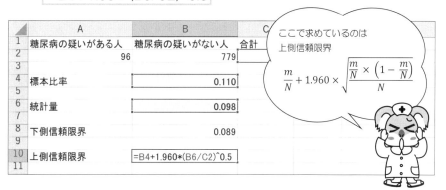

手順 5 次のように信頼区間が求まります．

	A	B	C	D	E	F
1	糖尿病の疑いがある人	糖尿病の疑いがない人	合計			
2	96	779	875			
3						
4	標本比率	0.110				
5						
6	統計量	0.098				
7						
8	下側信頼限界	0.089				
9						
10	上側信頼限界	0.130				
11						

■母平均の区間推定

例題 8.1	次のデータは，健康な女性のコレステロール値の測定値です．Excel を使って，コレステロール値の母平均を信頼係数 95％で区間推定をしましょう．

表 8.2.2　7 人の健康な女性のコレステロール値

No.	コレステロール値
1	184
2	156
3	198
4	176
5	205
6	163
7	211

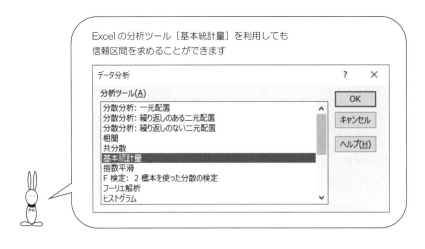

Excel の分析ツール［基本統計量］を利用しても
信頼区間を求めることができます

手順 1 ワークシートにデータを入力します.

手順 2 標本平均と標本分散を計算します.

D2 のセルに ＝AVERAGE（A2：A8）

D4 のセルに ＝VAR.S（A2：A8）

	A	B	C	D	E	F	G	H
1	コレステロール値							
2	184		標本平均	184.714				
3	156							
4	198		標本分散	=VAR.S(A2:A8)				
5	176							
6	205		t分布の値					
7	163							
8	211		下側信頼限界					
9								
10			上側信頼限界					
11								

手順 3 $t(7-1 ; 0.025)$ を求めます. D6 のセルに

＝T.INV.2T（0.05,7−1）

	A	B	C	D	E	F	G	H
1	コレステロール値							
2	184		標本平均	184.714				
3	156							
4	198		標本分散	441.905				
5	176							
6	205		t分布の値	=T.INV.2T(0.05,7−1)				
7	163							
8	211		下側信頼限界					
9								
10			上側信頼限界					
11								

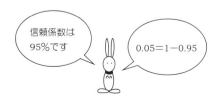

信頼係数は 95%です

0.05＝1−0.95

手順 4 下側信頼限界を計算します．D8 のセルに

$$=D2-D6*(D4/7)^{0.5}$$

	A	B	C	D	E	F	G	H
1	コレステロール値							
2	184		標本平均	184.714				
3	156							
4	198		標本分散	441.905				
5	176							
6	205		t分布の値	2.447				
7	163							
8	211		下側信頼限界	=D2-D6*(D4/7)^0.5				
9								
10			上側信頼限界					
11								

手順 5 上側信頼限界を計算します．D10 のセルに

$$=D2+D6*(D4/7)^{0.5}$$

	A	B	C	D	E	F	G	H
1	コレステロール値							
2	184		標本平均	184.714				
3	156							
4	198		標本分散	441.905				
5	176							
6	205		t分布の値	2.447				
7	163							
8	211		下側信頼限界	165.273				
9								
10			上側信頼限界	=D2+D6*(D4/7)^0.5				
11								

手順 6 信頼区間は，次のようになります．

	A	B	C	D	E	F	G	H
1	コレステロール値							
2	184		標本平均	184.714				
3	156							
4	198		標本分散	441.905				
5	176							
6	205		t分布の値	2.447				
7	163							
8	211		下側信頼限界	165.273				
9								
10			上側信頼限界	204.156				
11								

下側信頼限界
165.273
上側信頼限界
204.156

演習	次のデータは，健康な女性の収縮期血圧を測定した結果です．
8.1	Excel を使って，収縮期血圧の母平均を
	信頼係数 95％で区間推定をしてください．

表 8.2.3　8人の健康な女性の血圧（mmHg）

No.	収縮期血圧
1	139
2	114
3	136
4	123
5	118
6	128
7	119
8	130

国際高血圧学会（2019）によれば
至適血圧値は
　　最高血圧 120mmHg 未満
　　最低血圧　80mmHg 未満
正常血圧は
　　130/85mmHg 未満
高血圧は
　　140/90mmHg 以上

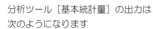

分析ツール［基本統計量］の出力は
次のようになります

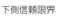

コレステロール値	
平均	184.714
標準誤差	7.945
中央値（メジアン）	184
最頻値（モード）	#N/A
標準偏差	21.022
分散	441.905

下側信頼限界
＝184.714－19.442
＝165.273

上側信頼限界
＝184.714＋19.422
＝204.156

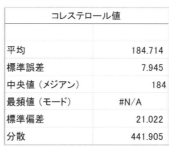

■母比率の区間推定

例題	糖尿病患者 385 人を 10 年間追跡調査したところ，124 人に神経障害の
8.2	合併症が見られました．Excel を使って，糖尿病の人が神経障害の
	合併症を引き起こす母比率を信頼係数 95％で区間推定しましょう．

手順 1 ワークシートにデータを入力します．

手順 2 標本比率と統計量を計算します．

B4 のセルに │＝A2/C2 │

B6 のセルに │＝B4＊（1－B4）│

	A	B	C	D	E	F
1	神経障害の合併症が みられる人	神経障害の合併症が みられない人	合計			
2	124	261	385			
3						
4	標本比率	0.322				
5						
6	統計量	=B4*(1-B4)				
7						
8	下側信頼限界					
9						
10	上側信頼限界					
11						

下側信頼限界を計算します.

B8 のセルに $\quad$ ＝B4－1.960＊(B6/C2)^0.5

上側信頼限界を計算します.

$\qquad$ B10 のセルに $\quad$ ＝B4＋1.960＊(B6/C2)^0.5

と入力すると，信頼係数 95％ の信頼区間は，次のようになります.

	A	B	C	D	E	F
1	神経障害の合併症がみられる人	神経障害の合併症がみられない人	合計			
2	124	261	385			
3						
4	標本比率	0.322				
5						
6	統計量	0.218				
7						
8	下側信頼限界	0.275				
9						
10	上側信頼限界	0.369				
11						

演習 8.2	糖尿病患者 416 人を 10 年間追跡調査したところ，78 人の人に網膜症の合併症が見られました. このデータをもとに，Excel を使って，糖尿病の人が網膜症の合併症を引き起こす比率を 95％で区間推定してください.

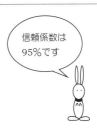

信頼係数は
95％です

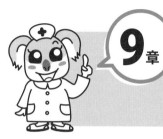

9章 平均値や比率の差の区間推定の求め方

Section 9.1　2つの母平均の差の区間推定とは

区間推定とは，……

　　　　"データの情報から，母集団の未知パラメータを推定すること"

● よくわかる2つの母平均の差の区間推定のしくみ

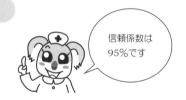

信頼係数は
95%です

　2つの母平均の差の区間推定は

次のようになります．

手順 1　母集団からランダムに標本（サンプル）を取り出す．

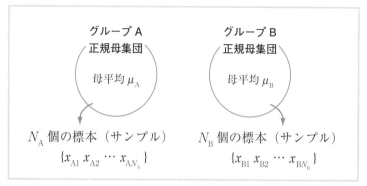

グループ A 正規母集団	グループ B 正規母集団
母平均 μ_A	母平均 μ_B
N_A 個の標本（サンプル） $\{x_{A1}\ x_{A2}\ \cdots\ x_{AN_A}\}$	N_B 個の標本（サンプル） $\{x_{B1}\ x_{B2}\ \cdots\ x_{BN_B}\}$

図 9.1.1　母集団と標本

| 手順 | 2 | 2つのグループの標本平均と標本分散を計算する.

     ● グループ A の標本平均 $\bar{x}_A$, 標本分散 $s_A{}^2$

     ● グループ B の標本平均 $\bar{x}_B$, 標本分散 $s_B{}^2$

| 手順 | 3 | 共通の分散 s^2 を計算する.

$$\text{共通の分散} \quad s^2 = \frac{(N_A - 1) \times s_A{}^2 + (N_B - 1) \times s_B{}^2}{N_A + N_B - 2}$$

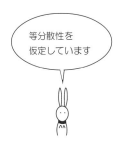

等分散性を
仮定しています

| 手順 | 4 | 自由度 $(N_A + N_B - 2)$ の t 分布の値を求める.

$$t(N_A + N_B - 2 ; 0.025) =$$

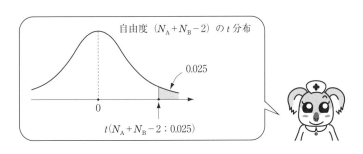

自由度 $(N_A + N_B - 2)$ の t 分布

0.025

0

$t(N_A + N_B - 2 ; 0.025)$

| 手順 | 5 | 下側信頼限界と上側信頼限界を計算する.

下側信頼限界

$$= \bar{x}_A - \bar{x}_B - t(N_A + N_B - 2 ; 0.025) \times \sqrt{\left(\frac{1}{N_A} + \frac{1}{N_B}\right) \times s^2}$$

上側信頼限界

$$= \bar{x}_A - \bar{x}_B + t(N_A + N_B - 2 ; 0.025) \times \sqrt{\left(\frac{1}{N_A} + \frac{1}{N_B}\right) \times s^2}$$

● 2つの母平均の差の区間推定をしましょう

　次のデータは糖尿病患者の女性と男性のグループについて，
血糖値を測定した結果です．

2つのグループの母平均の差の区間推定をしてみましょう．

手順 1　次のデータが母集団から取り出された標本です．

表 9.1.1　女性と男性のグループの調査結果

カルテ No.	女性	カルテ No.	男性
1	186	1	234
2	128	2	174
3	145	3	196
4	155	4	169
5	145	5	209
6	145	6	222
7	144	7	232
8	235	8	211

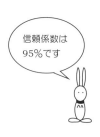

信頼係数は
95%です

手順 2　2つのグループの血糖値の標本平均と標本分散を計算します．

女性のグループ　標本平均　$\bar{x}_A =$　160.375

標本分散　$s_A^2 =$ 1182.839

男性のグループ　標本平均　$\bar{x}_B =$　205.875

標本分散　$s_B^2 =$　606.125

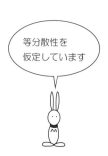

等分散性を
仮定しています

手順 3 共通の分散 s^2 を計算します.

$$共通の分散\ s^2 = \frac{(8-1) \times 1182.839 + (8-1) \times 606.125}{8+8-2}$$

$$= 894.482$$

手順 4 自由度 $(8+8-2)$ の t 分布の値を求めます.

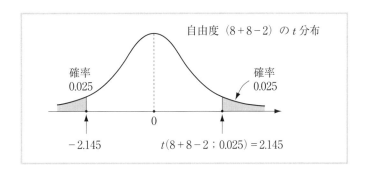

自由度 $(8+8-2)$ の t 分布

確率 0.025

確率 0.025

-2.145

$t(8+8-2 ; 0.025) = 2.145$

手順 5 下側信頼限界と上側信頼限界を計算します.

下側信頼限界

$$= 160.4 - 205.9 - 2.145 \times \sqrt{\left(\frac{1}{8} + \frac{1}{8}\right) \times 894.482}$$

$$= -77.573$$

上側信頼限界

$$= 160.4 - 205.9 + 2.145 \times \sqrt{\left(\frac{1}{8} + \frac{1}{8}\right) \times 894.482}$$

$$= -13.427$$

手順 1　　ワークシートにデータを入力します.

	A	B	C	D	E	F	G	H
1	女性 A	男性 B						
2	186	234		Aの標本平均			Bの標本平均	
3	128	174		Aの標本分散			Bの標本分散	
4	145	196						
5	155	169		共通の分散				
6	145	209						
7	145	222		t分布の値				
8	144	232						
9	235	211		下側信頼限界			上側信頼限界	
10								

手順 2　　２つのグループの標本平均と標本分散を計算します.

E2 のセル　　=AVERAGE(A2：A9)

E3 のセル　　=VAR.S(A2：A9)

H2 のセル　　=AVERAGE(B2：B9)

H3 のセル　　=VAR.S(B2：B9)

信頼係数は
95%

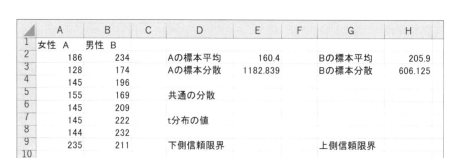

	A	B	C	D	E	F	G	H
1	女性 A	男性 B						
2	186	234		Aの標本平均	160.4		Bの標本平均	205.9
3	128	174		Aの標本分散	1182.839		Bの標本分散	606.125
4	145	196						
5	155	169		共通の分散				
6	145	209						
7	145	222		t分布の値				
8	144	232						
9	235	211		下側信頼限界			上側信頼限界	
10								

手順 3 　共通の分散を計算します.

手順 4 　自由度（8+8−2）の t 分布の値を求めます.

E5 のセル 　$=((8-1)*E3+(8-1)*H3)/(8+8-2)$

E7 のセル 　$=T.INV.2T(0.05, 8+8-2)$

	A	B	C	D	E	F	G	H
1	女性 A	男性 B						
2	186	234		Aの標本平均	160.4		Bの標本平均	205.9
3	128	174		Aの標本分散	1182.839		Bの標本分散	606.125
4	145	196						
5	155	169		共通の分散	894.482			
6	145	209						
7	145	222		t分布の値	=T.INV.2T(0.05,8+8-2)			
8	144	232						
9	235	211		下側信頼限界			上側信頼限界	
10								

手順 5 　下側信頼限界と上側信頼限界を計算します.

E9 のセル 　$=E2-H2-E7*((1/8+1/8)*E5)\hat{\ }0.5$

H9 のセル 　$=E2-H2+E7*((1/8+1/8)*E5)\hat{\ }0.5$

	A	B	C	D	E	F	G	H
1	女性 A	男性 B						
2	186	234		Aの標本平均	160.4		Bの標本平均	205.9
3	128	174		Aの標本分散	1182.839		Bの標本分散	606.125
4	145	196						
5	155	169		共通の分散	894.482			
6	145	209						
7	145	222		t分布の値	2.145			
8	144	232						
9	235	211		下側信頼限界	−77.573		上側信頼限界	−13.427
10								

Section **9.2**　2つの母比率の差の区間推定とは

● よくわかる2つの母比率の差の区間推定のしくみ

　2つの母比率の差の区間推定は
次のようになります.

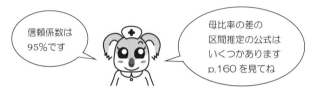

信頼係数は
95%です

母比率の差の
区間推定の公式は
いくつかあります
p.160を見てね

手順 **1**　母集団からランダムに標本（サンプル）を取り出す.

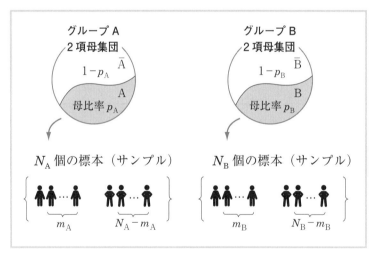

図9.2.1　母集団と標本

手順 2　2つのグループの標本比率を計算する.

　　　グループ A … 標本比率 $\dfrac{m_A}{N_A}$

　　　グループ B … 標本比率 $\dfrac{m_B}{N_B}$

手順 3　共通の比率 p^* を計算する.

　　　共通の比率 $p^* = \dfrac{m_A + m_B}{N_A + N_B}$

手順 4　標準正規分布の値を求める.

　　　$z(0.025) = $

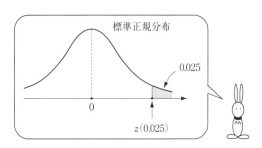

標準正規分布

0.025

$z(0.025)$

手順 5　下側信頼限界と上側信頼限界を計算する.

　　　下側信頼限界

$$= \frac{m_A}{N_A} - \frac{m_B}{N_B} - z(0.025) \times \sqrt{\left(\frac{1}{N_A} + \frac{1}{N_B}\right) \times p^* \times (1 - p^*)}$$

　　　上側信頼限界

$$= \frac{m_A}{N_A} - \frac{m_B}{N_B} + z(0.025) \times \sqrt{\left(\frac{1}{N_A} + \frac{1}{N_B}\right) \times p^* \times (1 - p^*)}$$

次のデータは，スポーツをしている人のグループとスポーツをしていない人の
グループについて総コレステロール値を測定した結果です．

２つのグループの母比率の差の区間推定をしてみましょう．

手順 1 次のデータが母集団から取り出された標本（＝サンプル）です．

表 9.2.1　スポーツとコレステロール値

	コレステロール値が高い	コレステロール値が正常	合　計
スポーツをしている	16 人	84 人	100 人
スポーツをしていない	35 人	65 人	100 人

手順 2 ２つのグループの標本比率を計算します．

スポーツをしているグループ

標本比率 $\dfrac{16}{100}$

スポーツをしていないグループ

標本比率 $\dfrac{35}{100}$

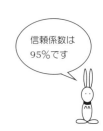

信頼係数は
95％です

手順 3 共通の比率 p^* を計算します.

$$共通の比率\ p^* = \frac{16+35}{100+100} = 0.255$$

手順 4 標準正規分布の値を求めます.

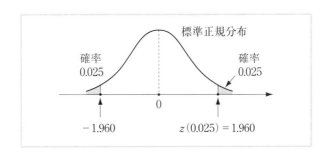

手順 5 下側信頼限界と上側信頼限界を計算します.

下側信頼限界

$$= \frac{16}{100} - \frac{35}{100} - 1.960 \times \sqrt{(\frac{1}{100} + \frac{1}{100}) \times 0.255 \times (1-0.255)}$$

$$= -0.311$$

上側信頼限界

$$= \frac{16}{100} - \frac{35}{100} + 1.960 \times \sqrt{(\frac{1}{100} + \frac{1}{100}) \times 0.255 \times (1-0.255)}$$

$$= -0.069$$

Section 9.2 2つの母比率の差の区間推定とは 151

手順 1 ワークシートにデータを入力します.

手順 2 ２つのグループの標本比率を計算します.

B5 のセル ＝B2/D2

B6 のセル ＝B3/D3

	A	B	C	D	E
1		コレステロール値が高い	コレステロール値が正常	合計	
2	グループ　A	16	84	100	
3	グループ　B	35	65	100	
4					
5	Aの標本比率	0.16			
6	Bの標本比率	0.35			
7					
8	共通の比率				
9					
10	標準正規分布の値				
11					
12	下側信頼限界				
13					
14	上側信頼限界				
15					

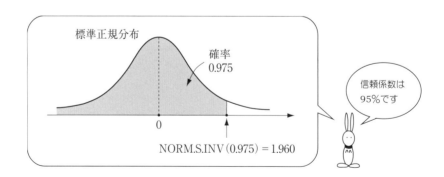

標準正規分布

確率
0.975

0

NORM.S.INV (0.975) = 1.960

信頼係数は
95%です

手順 3 共通の比率を計算します.

手順 4 標準正規分布の値を求めます.

B8 のセル $= (B2+B3)/(D2+D3)$

B10 のセル $=NORM.S.INV(0.975)$

	A	B	C	D	E
1		コレステロール値が高い	コレステロール値が正常	合計	
2	グループ A	16	84	100	
3	グループ B	35	65	100	
4					
5	Aの標本比率	0.16			
6	Bの標本比率	0.35			
7					
8	共通の比率	0.255			
9					
10	標準正規分布の値	1.960			
11					
12	下側信頼限界				
13					
14	上側信頼限界				
15					

手順 5 下側信頼限界と上側信頼限界を計算します.

B12 のセル $=B5-B6-B10*((1/D2+1/D3)*B8*(1-B8))\wedge 0.5$

B14 のセル $=B5-B6+B10*((1/D2+1/D3)*B8*(1-B8))\wedge 0.5$

	A	B	C	D	E
1		コレステロール値が高い	コレステロール値が正常	合計	
2	グループ A	16	84	100	
3	グループ B	35	65	100	
4					
5	Aの標本比率	0.16			
6	Bの標本比率	0.35			
7					
8	共通の比率	0.255			
9					
10	標準正規分布の値	1.960			
11					
12	下側信頼限界	-0.311			
13					
14	上側信頼限界	-0.069			
15					

■2つの母平均の差の区間推定

<table>
<tr><td>例題
9.1</td><td>次のデータは糖尿病患者の女性グループと男性グループの
総コレステロール値を測定したものです．Excel を使って，
女性と男性の母平均の差の区間推定をしましょう．</td></tr>
</table>

表 9.2.2　女性と男性の総コレステロール値

No.	女性	No.	男性
1	346	1	340
2	228	2	185
3	333	3	285
4	150	4	205
5	409	5	317
6	82	6	317
7	198	7	409
8	150	8	220
9	271	9	265

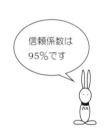

信頼係数は
95%です

手順 1　ワークシートにデータを入力します．

	A	B	C	D	E	F	G	H
1	女性 A	男性 B						
2	346	340		Aの標本平均			Bの標本平均	
3	228	185		Aの標本分散			Bの標本分散	
4	333	285						
5	150	205		共通の分散				
6	409	317						
7	82	317		t分布の値				
8	198	409						
9	150	220		下側信頼限界			上側信頼限界	
10	271	265						
11								

手順 2 2つのグループの標本平均，標本分散を計算します．

E2 のセル	＝AVERAGE（A2：A10）
E3 のセル	＝VAR.S（A2：A10）
H2 のセル	＝AVERAGE（B2：B10）
H3 のセル	＝VAR.S（B2：B10）

	A	B	C	D	E	F	G	H
1	女性 A	男性 B						
2	346	340		Aの標本平均	240.8		Bの標本平均	282.6
3	228	185		Aの標本分散	11559.194		Bの標本分散	5177.528
4	333	285						
5	150	205		共通の分散				
6	409	317						
7	82	317		t分布の値				
8	198	409						
9	150	220		下側信頼限界			上側信頼限界	
10	271	265						
11								

手順 3 共通の分散を計算します．

手順 4 自由度（9＋9−2）の t 分布の値を求めます．

E5 のセル	＝((9−1)＊E3＋(9−1)＊H3)/(9＋9−2)
E7 のセル	＝T.INV.2T(0.05, 9＋9−2)

	A	B	C	D	E	F	G	H
1	女性 A	男性 B						
2	346	340		Aの標本平均	240.8		Bの標本平均	282.6
3	228	185		Aの標本分散	11559.194		Bの標本分散	5177.528
4	333	285						
5	150	205		共通の分散	8368.361			
6	409	317						
7	82	317		t分布の値	2.120			
8	198	409						
9	150	220		下側信頼限界			上側信頼限界	
10	271	265						
11								

2つの母平均の差の区間推定は
非劣性試験のときに
使用されることがあります

E9 のセル $\quad$ =E2-H2-E7*((1/9+1/9)*E5)^0.5

H9 のセル $\quad$ =E2-H2+E7*((1/9+1/9)*E5)^0.5

	A	B	C	D	E	F	G	H
1	女性 A	男性 B						
2	346	340		Aの標本平均	240.8		Bの標本平均	282.6
3	228	185		Aの標本分散	11559.194		Bの標本分散	5177.528
4	333	285						
5	150	205		共通の分散	8368.361			
6	409	317						
7	82	317		t分布の値	2.120			
8	198	409						
9	150	220		下側信頼限界	-133.2		上側信頼限界	49.640
10	271	265						
11								

2 つの母平均の差の区間推定には
次の公式もあります

● 下側信頼限界

$$= \bar{x}_A - \bar{x}_B - z(0.025) \times \sqrt{\frac{(N_A - 1) \times s_A{}^2}{N_A{}^2} + \frac{(N_B - 1) \times s_B{}^2}{N_B{}^2}}$$

● 上側信頼限界

$$= \bar{x}_A - \bar{x}_B + z(0.025) \times \sqrt{\frac{(N_A - 1) \times s_A{}^2}{N_A{}^2} + \frac{(N_B - 1) \times s_B{}^2}{N_B{}^2}}$$

演習	次のデータは，糖尿病患者の女性グループと男性グループの
9.1	収縮期血圧を測定したものです．

女性と男性の母平均の差の区間推定をしてください．

表 9.2.3　女性と男性の収縮期血圧

No.	女性	No.	男性
1	164	1	134
2	142	2	140
3	142	3	154
4	122	4	142
5	136	5	138
6	142	6	150
7	114	7	130
8	118	8	134
9	183	9	152
10	155	10	139

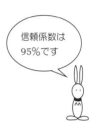

信頼係数は
95%です

例題 9.1 の SPSS による結果は、以下のようになります

	t-test for Equality of Means 95% Confidence Interval of the Difference	
	Lower	Upper
Equal variances assumed	-133.196	49.640
Equal variances not assumed	-134.288	50.732

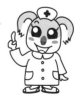

■ 2つの母比率の差の区間推定

例題 9.2	次のデータは，糖尿病の女性患者 235 人，男性患者 150 人について，10 年間追跡した結果です．神経障害の合併症を引き起こした人数は次のようになりました． 女性と男性の母比率の差の区間推定をしましょう．

表 9.2.4　糖尿病の合併症

	神経障害に かかった人	神経障害に かからなかった人
女性	72 人	163 人
男性	52 人	98 人

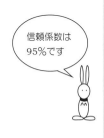

信頼係数は
95％です

手順 **1**　ワークシートにデータを入力します．

手順 **2**　2つのグループの標本比率を計算します．

B5 のセル　　=B2/D2

B6 のセル　　=B3/D3

	A	B	C	D	E
1		神経症にかかった人	神経症にかからなかった人	合計	
2	女性　A	72	163	235	
3	男性　B	52	98	150	
4					
5	Aの標本比率	0.306			
6	Bの標本比率	0.347			
7					
8	共通の比率				
9					
10	標準正規分布の値				
11					
12	下側信頼限界				
13					
14	上側信頼限界				
15					

共通の比率を計算します.

標準正規分布の値を求めます.

B8 のセル	＝(B2＋B3)/(D2＋D3)
B10 のセル	＝NORM.S.INV(0.975)

	A	B	C	D	E
1		神経症にかかった人	神経症にかからなかった人	合計	
2	女性 A	72	163	235	
3	男性 B	52	98	150	
4					
5	Aの標本比率	0.306			
6	Bの標本比率	0.347			
7					
8	共通の比率	0.322			
9					
10	標準正規分布の値	1.960			
11					
12	下側信頼限界				
13					
14	上側信頼限界				
15					

手順 5 下側信頼限界と上側信頼限界を計算します.

B12 のセル	＝B5−B6−B10＊((1/D2＋1/D3)＊B8＊(1−B8))^0.5
B14 のセル	＝B5−B6＋B10＊((1/D2＋1/D3)＊B8＊(1−B8))^0.5

	A	B	C	D	E
1		神経症にかかった人	神経症にかからなかった人	合計	
2	女性 A	72	163	235	
3	男性 B	52	98	150	
4					
5	Aの標本比率	0.306			
6	Bの標本比率	0.347			
7					
8	共通の比率	0.322			
9					
10	標準正規分布の値	1.960			
11					
12	下側信頼限界	−0.136			
13					
14	上側信頼限界	0.055			
15					

2 つの母比率の差の区間推定は
非劣性試験のときに
使われることがあります

2 つの母比率の差の信頼係数 95%区間推定には
次の公式もあります

- 下側信頼限界

$$= P_A - P_B - z(0.025) \times \sqrt{\frac{P_A \times (1 - P_A)}{N_A} + \frac{P_B \times (1 - P_B)}{N_B}}$$

- 上側信頼限界

$$= P_A - P_B + z(0.025) \times \sqrt{\frac{P_A \times (1 - P_A)}{N_A} + \frac{P_B \times (1 - P_B)}{N_B}}$$

上の公式と下の公式は対応しています
2 つの母平均の差の区間推定の公式

- 下側信頼限界

$$= \bar{x}_A - \bar{x}_B - z(0.025) \times \sqrt{\frac{(N_A - 1) \times s_A{}^2}{N_A{}^2} + \frac{(N_B - 1) \times s_B{}^2}{N_B{}^2}}$$

- 上側信頼限界

$$= \bar{x}_A - \bar{x}_B + z(0.025) \times \sqrt{\frac{(N_A - 1) \times s_A{}^2}{N_A{}^2} + \frac{(N_B - 1) \times s_B{}^2}{N_B{}^2}}$$

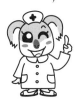

$$\frac{(N_A - 1)}{N_A} \times s_A{}^2 \quad \Leftrightarrow \quad P_A \times (1 - P_A)$$

2 項分布 B $(1, p)$
　平均 … p
　分散 … $p \times (1 - p)$

<table>
<tr><td rowspan="2">演習</td><td></td></tr>
<tr><td>9.2</td></tr>
</table>

| 演習 9.2 | 次のデータは糖尿病の女性患者 294 人，男性患者 122 人について 10 年間追跡調査した結果です．糖尿病性網膜症と診断された人数は 次のようになりました．女性と男性の母比率の差の区間推定をしてください． |

表 9.2.5　糖尿病の合併症

	網膜症に かかった人	網膜症に かからなかった人
女性	53 人	241 人
男性	25 人	97 人

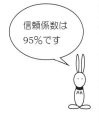

信頼係数は
95%です

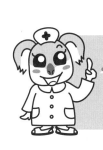

10章 平均値や比率の差の検定の求め方

Section 10.1　2つの母平均の差の検定とは

仮説の検定とは，…

　　　"母集団に対する仮説を，データの情報からテストすること"

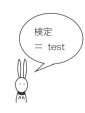

検定
＝ test

よくわかる2つの母平均の差の検定のしくみ

2つの母平均の差の検定は，次のようになります．

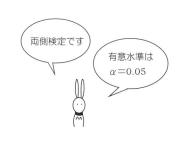

両側検定です

有意水準は
$\alpha = 0.05$

手順 1　仮説と対立仮説をたてる．

　　　　仮説　　H_0：　$\mu_A = \mu_B$

　　　　対立仮説 H_1：　$\mu_A \neq \mu_B$

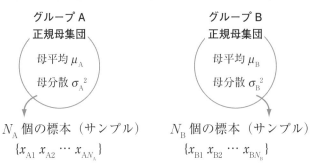

グループ A 正規母集団	グループ B 正規母集団
母平均 μ_A 母分散 σ_A^2	母平均 μ_B 母分散 σ_B^2

N_A 個の標本（サンプル）$\{x_{A1}\ x_{A2}\ \cdots\ x_{AN_A}\}$　　N_B 個の標本（サンプル）$\{x_{B1}\ x_{B2}\ \cdots\ x_{BN_B}\}$

図 10.1.1　母集団と標本

手順 2 2つのグループの標本平均と標本分散を計算する.

グループ A の標本平均 $\bar{x}_A$, 標本分散 s_A^2

グループ B の標本平均 $\bar{x}_B$, 標本分散 s_B^2

手順 3 共通の分散 s^2 を使って, 検定統計量 T を計算する.

共通の分散 $s^2 = \dfrac{(N_A - 1) \times s_A^2 + (N_B - 1) \times s_B^2}{N_A + N_B - 2}$

検定統計量 $T = \dfrac{\bar{x}_A - \bar{x}_B}{\sqrt{\left(\dfrac{1}{N_A} + \dfrac{1}{N_B}\right) \times s^2}}$

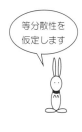

等分散性を
仮定します

手順 4 自由度 $(N_A + N_B - 2)$ の t 分布を使って, 片側有意確率を求める.

両側有意確率 $= 2 \times$ 片側有意確率

$=$

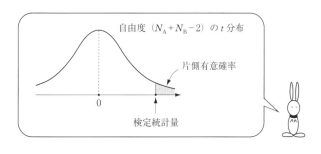

自由度 $(N_A + N_B - 2)$ の t 分布

片側有意確率

0

検定統計量

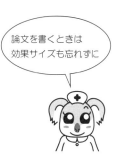

論文を書くときは
効果サイズも忘れずに

手順 5 両側有意確率と有意水準を比較し,

両側有意確率 $\leqq$ 有意水準 0.05

のとき, 有意水準 5% で, 仮説 H_0 を棄却する.

● 2つの母平均の差の検定をしましょう

次のデータは糖尿病患者の女性と男性のグループについて，
血糖値を測定した結果です．

2つのグループ間で，血糖値の平均に差があるかどうか検定してみましょう．

表 10.1.1　女性と男性のグループの調査結果

カルテ No.	女性	カルテ No.	男性
1	186	1	234
2	128	2	174
3	145	3	196
4	155	4	169
5	145	5	209
6	145	6	222
7	144	7	232
8	235	8	211

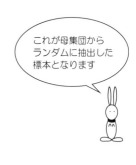

これが母集団から
ランダムに抽出した
標本となります

手順 1　仮説と対立仮説をたてます．

仮説　　　H_0：2つのグループの血糖値に差はない

対立仮説 H_1：2つのグループの血糖値に差がある

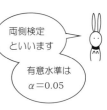

両側検定
といいます

有意水準は
$\alpha = 0.05$

手順 2　2つのグループの血糖値の標本平均と標本分散を計算します．

女性のグループ $\begin{cases} 標本平均 \cdots\cdots \bar{x}_1 = 160.375 \\ 標本分散 \cdots\cdots s_1^2 = 1182.839 \end{cases}$

男性のグループ $\begin{cases} 標本平均 \cdots\cdots \bar{x}_2 = 205.875 \\ 標本分散 \cdots\cdots s_2^2 = 606.125 \end{cases}$

手順 3　共通の分散 s^2 を使って，検定統計量 T を計算します.

$$\text{共通の分散 } s^2 = \frac{(8-1) \times 1182.839 + (8-1) \times 606.125}{8+8-2}$$

$$= 894.482$$

$$\text{検定統計量 } T = \frac{160.375 - 205.875}{\sqrt{\left(\dfrac{1}{8} + \dfrac{1}{8}\right) \times 894.482}}$$

$$= -3.043$$

$$\Rightarrow |3.043|$$

> 検定統計量がマイナスの値になったときは絶対値をとります

手順 4　自由度 $(8+8-2)$ の t 分布を使って，片側有意確率を求めます.

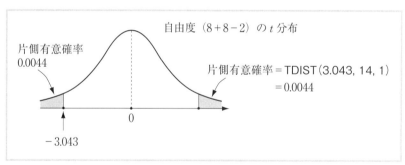

自由度 $(8+8-2)$ の t 分布

片側有意確率 0.0044

片側有意確率 = TDIST$(3.043, 14, 1)$
　　　　　　 $= 0.0044$

-3.043

0

図 10.1.2　片側有意確率

手順 5　両側有意確率 $0.0088 \leq$ 有意水準 0.05

なので，有意水準 5% で，仮説 H_0 は棄却されます.
したがって，

　　　"女性のグループと男性のグループとでは血糖値に差がある"

ことがわかります.

手順 1　ワークシートにデータを入力します.

	A	B	C	D	E	F	G	H
1	女性 A	男性 B						
2	186	234						
3	128	174						
4	145	196						
5	155	169						
6	145	209						
7	145	222						
8	144	232						
9	235	211						
10								

仮説　　　H_0：女性の血糖値＝男性の血糖値
対立仮説 H_1：女性の血糖値≠男性の血糖値

手順 2　［データ］のメニューから［データ分析］を選択します.

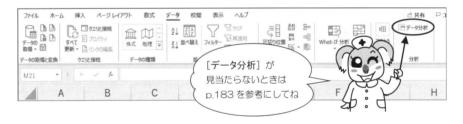

［データ分析］が
見当たらないときは
p.183 を参考にしてね

手順 3　次の画面になったら，［t 検定：等分散を仮定した2標本による検定］を
クリックして，［OK］.

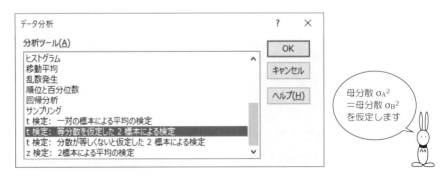

データ分析	? ×
分析ツール(A)	
ヒストグラム	OK
移動平均	キャンセル
乱数発生	
順位と百分位数	ヘルプ(H)
回帰分析	
サンプリング	
t 検定：一対の標本による平均の検定	
t 検定：等分散を仮定した 2 標本による検定	
t 検定：分散が等しくないと仮定した 2 標本による検定	
z 検定：2標本による平均の検定	

母分散 $\sigma_A{}^2$
＝母分散 $\sigma_B{}^2$
を仮定します

手順 4　次のように入力したら，[OK]．

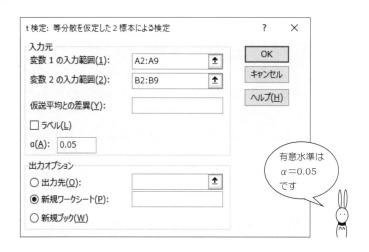

手順 5　次のように検定統計量 t 値と両側有意確率が出力されます．

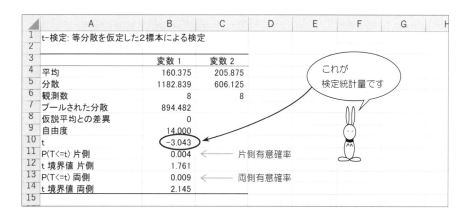

手順 6　両側有意確率と有意水準を比較します．

両側有意確率 0.009 ≦ 有意水準 0.05

なので，有意水準 5% で、仮説 H_0 は棄却されます．

Section **10.2**　対応のある2つの母平均の差の検定とは

● よくわかる対応のある2つの母平均の差の検定のしくみ

対応のある2つの母平均の差の検定は
次のようになります.

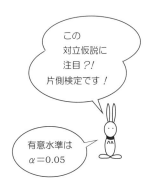

| 手順 | 1 | 仮説と対立仮説をたてる. |

$$\text{仮説} \quad H_0: \quad \mu_A - \mu_B = d$$

$$\text{対立仮説 } H_1: \quad \mu_A - \mu_B > d$$

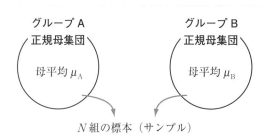

グループA　　　　　　　　　グループB
正規母集団　　　　　　　　　正規母集団

母平均 μ_A　　　　　　　　母平均 μ_B

N 組の標本（サンプル）

No.	1	2	⋯	N
グループA	x_{A1}	x_{A2}	⋯	x_{AN}
グループB	x_{B1}	x_{B2}	⋯	x_{BN}

図 10.2.1　母集団と標本

手順 2 データの差の標本平均 $\bar{x}$, 標本分散 s^2 を計算する.

No.	A	B	差	差の 2 乗
1	x_{A1}	x_{B1}	$x_{A1} - x_{B1}$	$(x_{A1} - x_{B1})^2$
2	x_{A2}	x_{B2}	$x_{A2} - x_{B2}$	$(x_{A2} - x_{B2})^2$
$\vdots$	$\vdots$	$\vdots$	$\vdots$	$\vdots$
N	x_{AN}	x_{BN}	$x_{AN} - x_{BN}$	$(x_{AN} - x_{BN})^2$
合計			$\sum (x_{Ai} - x_{Bi})$	$\sum (x_{Ai} - x_{Bi})^2$

↑ 差の合計   ↑ 差の 2 乗の合計

$$\text{標本平均 } \bar{x} = \frac{\sum (x_{Ai} - x_{Bi})}{N}$$
$$\text{標本分散 } s^2 = \frac{\sum (x_{Ai} - x_{Bi})^2}{N \times (N-1)}$$

手順 3 検定統計量 T を計算する.

$$\text{検定統計量 } T = \frac{\bar{x} - d}{\sqrt{\dfrac{s^2}{N}}}$$

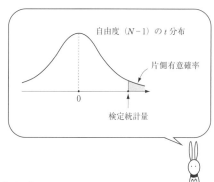

自由度 $(N-1)$ の t 分布

片側有意確率

0

検定統計量

手順 4 自由度 $(N-1)$ の t 分布の片側有意確率を求める.

片側有意確率 =

手順 5 片側有意確率と有意水準を比較し,

片側有意確率 $\leqq$ 有意水準 0.05

のとき, 有意水準 5% で仮説 H_0 を棄却する.

次のデータは，健康な人にブドウ糖負荷試験をした結果です．

投与前，30分後，60分後，90分後，120分後に血糖値を測定しました．

表 10.2.1　ブドウ糖負荷試験における血糖値の変化

被験者 No.	投与前	30分後	60分後	90分後	120分後
1	84	132	145	106	80
2	96	151	168	124	63
3	75	143	184	117	87
4	110	169	176	113	100
5	82	156	182	101	96
6	105	145	159	98	72

投与から30分後に，血糖値は40以上増えているでしょうか？

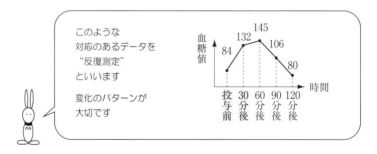

手順　1　　仮説と対立仮説をたてます．

　　　　　仮説　　　H_0：投与前と30分後では血糖値の差は40である

　　　　　対立仮説 H_1：投与から30分後に血糖値は40以上増えている

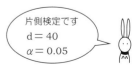

片側検定です
d＝40
$\alpha = 0.05$

手順 2 データの差の標本平均 $\bar{x}$ と標本分散 s^2 を計算します.

No.	30分後	投与前	差	差の2乗
1	132	84	48	2304
2	151	96	55	3025
3	143	75	68	4624
4	169	110	59	3481
5	156	82	74	5476
6	145	105	40	1600
合計	896	552	344	20510

$$標本平均\ \bar{x} = \frac{344}{6} = 57.333$$

$$標本分散\ s^2 = \frac{20510}{6 \times (6-1)} = 157.467$$

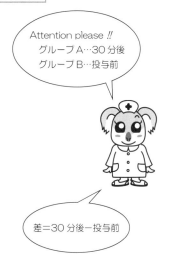

Attention please !!
グループ A…30 分後
グループ B…投与前

手順 3 検定統計量 T を計算します.

$$検定統計量\ T = \frac{57.333 - 40}{\sqrt{\dfrac{157.467}{6}}} = 3.383$$

差＝30分後－投与前

手順 4 自由度 (6−1) の t 分布の片側有意確率を求めます.
片側有意確率 = 0.010

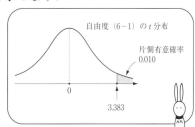

自由度 (6−1) の t 分布

片側有意確率
0.010

0

3.383

手順 5 片側有意確率と有意水準を比較します.

片側有意確率 0.010 ≦ 有意水準 0.05

なので, 有意水準 5％で, 仮説 H_0 は棄却されます.

Section 10.2　対応のある2つの母平均の差の検定とは　　171

手順 1　ワークシートにデータを入力します.

	A	B	C	D	E	F	G	H
1	被験者No	30分後	投与前					
2		1	132	84				
3		2	151	96				
4		3	143	75				
5		4	169	110				
6		5	156	82				
7		6	145	105				
8	合計		896	552				
9								

片側検定
$\alpha = 0.05$

仮説　　　H_0：30 分後の血糖値＝投与前の血糖値＝40
対立仮説 H_1：30 分後の血糖値＝投与前の血糖値＞40

手順 2　[データ] のメニューから [データ分析] を選択します.

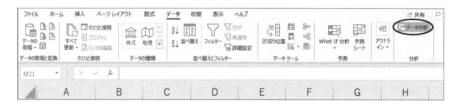

手順 3　次の画面になったら, [一対の標本による平均の検定] を選択して
[OK] をクリック.

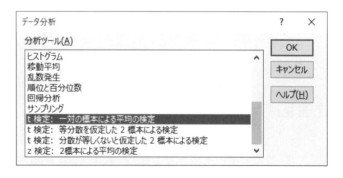

手順 4 次のように入力したら，[OK] をクリック！

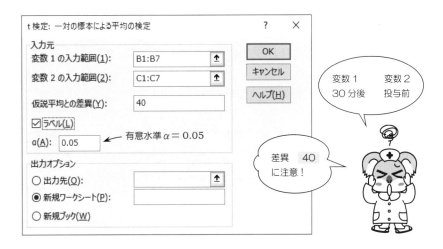

手順 5 次のように検定統計量 t 値と片側有意確率が出力されます．

	A	B	C	D	E	F	G	H
1	t-検定: 一対の標本による平均の検定ツール							
2								
3		30分後	投与前					
4	平均	149.3	92.0					
5	分散	158.67	192.40					
6	観測数	6	6					
7	ピアソン相関	0.5540						
8	仮説平均との差異	40						
9	自由度	5						
10	t	3.383						
11	P(T<=t) 片側	0.010						
12	t 境界値 片側	2.015						
13	P(T<=t) 両側	0.020						
14	t 境界値 両側	2.571						
15								

この検定は
片側検定です

手順 6 片側有意確率と有意水準を比較します．

片側有意確率 0.010 ≦ 有意水準 0.05

なので，有意水準 5% で，仮説 H_0 は棄却されます．

よくわかる2つの母比率の差の検定のしくみ

2つの母比率の差の検定は，次のようになります．

手順 1　仮説と対立仮説をたてる．

仮説　　　H_0：　$p_A = p_B$

対立仮説 H_1：　$p_A \neq p_B$

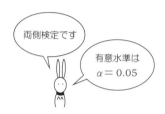

両側検定です

有意水準は
$\alpha = 0.05$

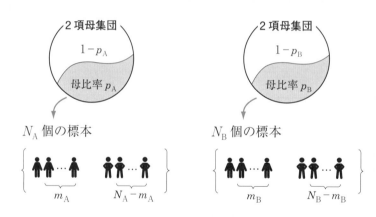

2項母集団

$1 - p_A$

母比率 p_A

N_A 個の標本

m_A　　　$N_A - m_A$

2項母集団

$1 - p_B$

母比率 p_B

N_B 個の標本

m_B　　　$N_B - m_B$

図 10.3.1　母集団と標本

手順 2　2つのグループの標本比率を計算する．

グループ A…　標本比率 $\dfrac{m_A}{N_A}$

グループ B…　標本比率 $\dfrac{m_B}{N_B}$

手順 3 共通の比率 p^* を計算する.

$$\text{共通の比率 } p^* = \frac{m_A + m_B}{N_A + N_B}$$

手順 4 検定統計量を計算する.

$$\text{検定統計量 } T = \frac{\dfrac{m_A}{N_A} - \dfrac{m_B}{N_B}}{\sqrt{\left(\dfrac{1}{N_A} + \dfrac{1}{N_B}\right) \times p^* \times (1 - p^*)}}$$

手順 5 標準正規分布を使って,片側有意確率を求める.

両側有意確率 $= 2 \times$ 片側有意確率

$=$

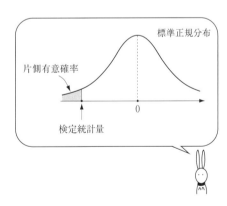

標準正規分布

片側有意確率

検定統計量

0

手順 6 両側有意確率と有意水準を比較し,

両側有意確率 $\leqq$ 有意水準 0.05

のとき,有意水準 5% で,仮説 H_0 を棄却する.

2つの母比率の差の検定をしましょう

次のデータは，スポーツをしている人のグループとスポーツをしていない人の
グループについて総コレステロール値を測定した結果です．

2つのグループにおいて，総コレステロール値が高い人の比率に差があるかどうか，
検定してみましょう．

表10.3.1　スポーツとコレステロール値

	コレステロールが高い	コレステロールが正常	合　計
スポーツをしている	16 人	84 人	100 人
スポーツをしていない	35 人	65 人	100 人

手順 1　仮説と対立仮説をたてます．

$$仮説\qquad H_0：2つのグループの母比率に差はない$$

$$対立仮説\ H_1：2つのグループの母比率に差がある$$

> 仮説　　＝　$H_0：p_A＝p_B$
> 対立仮説＝　$H_1：p_A≠p_B$
> 両側検定といいます

手順 2　2つのグループの標本比率を計算します．

$$グループ A の標本比率\qquad \frac{16}{100}＝$$

$$グループ B の標本比率\qquad \frac{35}{100}＝$$

> 有意水準は
> $\alpha＝0.05$

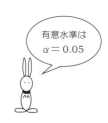

手順 3 共通の比率 p^* を計算します.

$$共通の比率\ p^* = \frac{16+35}{100+100} = 0.255$$

手順 4 検定統計量を計算します.

$$検定統計量\ T = \frac{\dfrac{16}{100}-\dfrac{35}{100}}{\sqrt{\left(\dfrac{1}{100}+\dfrac{1}{100}\right)\times 0.255\times(1-0.255)}} = -3.082$$

手順 5 標準正規分布を使って, 片側有意確率を求めます.

両側有意確率 $= 2 \times$ 片側有意確率

$$= 2 \times 0.001$$

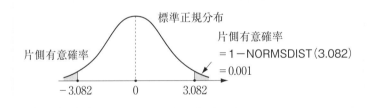

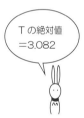

手順 6 両側有意確率 $0.002 \leqq$ 有意水準 0.05

なので, 有意水準 5% で, 仮説 H_0 は棄却されます.

したがって,

　　　"2つのグループ間で比率に差がある"

ことがわかります.

手順 1　ワークシートにデータを入力します.

	A	B	C	D	E
1		コレステロール値が高い	コレステロール値が正常	合計	
2	スポーツをしている　A	16	84	100	
3	スポーツをしていない　B	35	65	100	
4					
5	Aの標本比率				
6	Bの標本比率				
7					
8	共通の比率				
9					
10	検定統計量		片側有意確率		
11			両側有意確率		
12					

仮説　　H₀：２つのグループの母比率に差はない
対立仮説 H₁：２つのグループの母比率に差がある

有意水準は
$\alpha = 0.05$

手順 2　２つのグループの標本比率を計算します.

手順 3　共通の比率 p^* を計算します.

B5 のセル　＝B2/D2

B6 のセル　＝B3/D3

B8 のセル　＝(B2+B3)/(D2+D3)

	A	B	C	D	E
1		コレステロール値が高い	コレステロール値が正常	合計	
2	スポーツをしている　A	16	84	100	
3	スポーツをしていない　B	35	65	100	
4					
5	Aの標本比率	0.160			
6	Bの標本比率	0.350			
7					
8	共通の比率	=(B2+B3)/(D2+D3)			
9					
10	検定統計量		片側有意確率		
11			両側有意確率		
12					

ここで求めているのは
$$p^* = \frac{m_A + m_B}{N_A + N_B}$$

手順 4 検定統計量を計算します. B10 のセルに

$$= \text{ABS}(\text{B5}-\text{B6})/((1/\text{D2}+1/\text{D3})*\text{B8}*(1-\text{B8}))^{\wedge}0.5$$

	A	B	C	D	E
1		コレステロール値が高い	コレステロール値が正常	合計	
2	スポーツをしている A	16			
3	スポーツをしていない B	35			
4					
5	Aの標本比率	0.160			
6	Bの標本比率	0.350			
7					
8	共通の比率	0.255			
9					
10	検定統計量	=ABS(B5-B6)/(B8*(1-B8)*(1/D2+1/D3))^0.5			
11			両側有意確率		
12					

$$T = \frac{\left| \frac{m_A}{N_A} - \frac{m_B}{N_B} \right|}{\sqrt{\left(\frac{1}{N_A} + \frac{1}{N_B} \right) \times p^*(1-p^*)}}$$

手順 5 標準正規分布を使って, 片側有意確率を求めます.

D10 のセル = $1 - \text{NORM.S.DIST}(\text{B10}, 1)$

両側有意確率を計算します.

D11 のセル $= 2*\text{D10}$

	A	B	C	D	E
1		コレステロール値が高い	コレステロール値が正常	合計	
2	スポーツをしている A	16	84	100	
3	スポーツをしていない B	35	65	100	
4					
5	Aの標本比率	0.160			
6	Bの標本比率	0.350			
7					
8	共通の比率	0.255			
9					
10	検定統計量	3.082	片側有意確率	0.001	
11			両側有意確率	0.002	
12					

手順 6 両側有意確率と有意水準を比較します.

両側有意確率 $0.002 \leq$ 有意水準 0.05

なので, 仮説 H_0 は棄却されます.

理解度チェック　―例題と演習―

■２つの母平均の差の検定

例題 10.1	次のデータは糖尿病患者の女性グループと男性グループの総コレステロール値を測定したものです. Excel を使って，女性と男性の総コレステロール値の母平均に差があるかどうか検定しましょう.

表 10.3.2　女性と男性の総コレステロール値

No.	女性	No.	男性
1	346	1	340
2	228	2	185
3	333	3	285
4	150	4	205
5	409	5	317
6	82	6	317
7	198	7	409
8	150	8	220
9	271	9	265

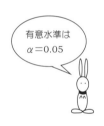

有意水準は $\alpha = 0.05$

次のような片側検定は，非劣性試験のとき役に立ちます
　仮説　　 H_0：標準薬の平均 ― 新薬の平均 ＝ d
　仮説検定 H_1：標準薬の平均 ― 新薬の平均 ＜ d
仮説 H_0 が棄却されると
新薬と標準薬の差は d 以下であるとなります

手順 1 仮説と対立仮説をたて，ワークシートにデータを入力します．

仮説　　H_0：2つのグループの総コレステロール値に差はない

対立仮説 H_1：2つのグループの総コレステロール値に差がある

	A	B	C	D	E	F	G	H
1	女性 A	男性 B						
2	346	340						
3	228	185						
4	333	285						
5	150	205						
6	409	317						
7	82	317						
8	198	409						
9	150	220						
10	271	265						
11								

手順 2 ［データ］のメニューから ［データ分析］を選択しましょう．

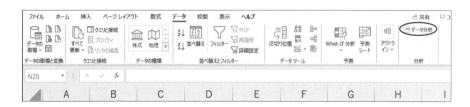

手順 3 ［t 検定：等分散を仮定した2標本による検定］を
クリックして，［OK］．

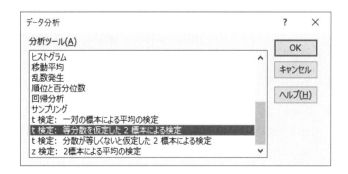

次のように入力したら，[OK].

t 検定: 等分散を仮定した 2 標本による検定   ? ×

入力元

変数 1 の入力範囲(**1**):   A2:A10   ↑

変数 2 の入力範囲(**2**):   B2:B10   ↑

仮説平均との差異(**Y**):

☐ ラベル(**L**)

α(**A**):   0.05

出力オプション

[OK]

[キャンセル]

[ヘルプ(**H**)]

手順 **5** 次のように検定統計量 t 値と両側有意確率が出力されます.

	A	B	C	D	E	F
1	t-検定: 等分散を仮定した2標本による検定					
2						
3		女性	男性			
4	平均	240.778	282.556			
5	分散	11559.194	5177.528			
6	観測数	9	9			
7	プールされた分散	8368.361				
8	仮説平均との差異	0				
9	自由度	16				
10	t	-0.969				
11	P(T<=t) 片側	0.174				
12	t 境界値 片側	1.746				
13	P(T<=t) 両側	0.347				
14	t 境界値 両側	2.120				
15						

これが両側有意確率

こちらが棄却限界

手順 **6** 両側有意確率 0.347 > 有意水準 0.05

なので，有意水準 5% で，仮説 H_0 は棄却されません.

したがって，…

女性と男性とではコレステロール値に差があるとはいえません.

演習
10.1

次のデータは，糖尿病患者の女性グループと男性グループの
収縮期血圧を測定したものです．

Excel を使って，女性と男性の収縮期血圧の母平均の差の検定
をしてください．

表 10.3.3　女性と男性の収縮期血圧

No.	女性	No.	男性
1	164	1	134
2	142	2	140
3	142	3	154
4	122	4	142
5	136	5	138
6	142	6	150
7	114	7	130
8	118	8	134
9	183	9	152
10	155	10	139

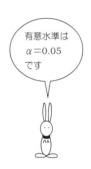

有意水準は
$\alpha = 0.05$
です

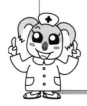

● 分析ツールの読み込み方 ●

［データ分析］が画面の右上にない場合は

［分析ツール］の読み込みが必要です

　手順① ファイル ⇒ オプション

　手順② アドイン ⇒ 管理

　　　　　　　⇒ Excel アドイン ⇒ 設定

　手順③ 分析ツール ⇒ OK

例題 10.2	次のデータは，75 g 経口ブドウ糖負荷試験における

血漿インスリン（μU/ml）の変化を調べたものです．

投与前と 30 分後で変化があるかどうか，

次の仮説を検定しましょう．

仮説　　　H_0：投与前と 30 分後では血漿インスリンの差は 1.2 である

対立仮説 H_1：投与から 30 分後に血漿インスリンは 1.2 以上増えている

表 10.3.4　ブドウ糖負荷試験によるインスリンの変化

被験者 No.	投与前	30 分後	60 分後	90 分後	120 分後	180 分後
1	5.4	7.8	8.1	8.4	9.7	10.2
2	3.9	4.5	9.1	9.2	8.5	8.2
3	4.9	4.9	11.3	12.4	10.5	9.3
4	6.1	6.1	7.8	9.6	11.9	9.8
5	5.1	8.3	7.6	7.8	8.2	7.9
6	3.8	7.9	9.3	10.5	14.7	12.6
7	4.6	8.7	9.9	7.6	9.3	9.6

次のような片側検定は，非劣性試験のとき役に立ちます
　　仮説　　　H_0：標準薬の平均 ― 新薬の平均 ＝ d
　　仮説検定 H_1：標準薬の平均 ― 新薬の平均 ＜ d
仮説 H_0 が棄却されると
新薬と標準薬の差は d 以下であるとなります

手順 1　ワークシートにデータを入力します.

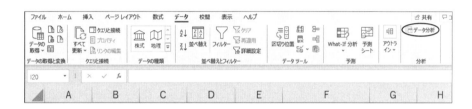

	A	B	C	D	E	F	G	H	I
1	被験者No	30分後	投与前						
2	1	7.8	5.4						
3	2	4.5	3.9						
4	3	4.9	4.9						
5	4	6.1	6.1						
6	5	8.3	5.1						
7	6	7.9	3.8						
8	7	8.7	4.6						
9									

30分後
が変数1です

片側検定です
d = 1.2

手順 2　[データ] のメニューから [データ分析] を選択します.

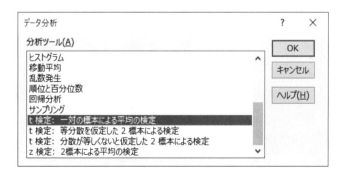

手順 3　次の画面になったら, [一対の標本による平均の検定] を選択します.

データ分析

分析ツール(A)

ヒストグラム
移動平均
乱数発生
順位と百分位数
回帰分析
サンプリング
t 検定: 一対の標本による平均の検定
t 検定: 等分散を仮定した 2 標本による検定
t 検定: 分散が等しくないと仮定した 2 標本による検定
z 検定: 2標本による平均の検定

OK
キャンセル
ヘルプ(H)

手順 4 次のように入力したら［OK］をクリック.

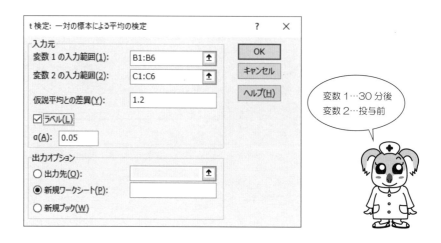

変数 1…30 分後
変数 2…投与前

手順 5 次のように検定統計量 t 値と片側有意確率が出力されます.

	A	B	C	D	E	F
1		30分後	投与前			
2	平均	6.886	4.829			
3	分散	2.901	0.666			
4	観測数	7	7			
5	ピアソン相関	0.063				
6	仮説平均との差異	1.2				
7	自由度	6				
8	t	1.231				
9	P(T<=t) 片側	0.132	← 片側有意確率			
10	t 境界値 片側	1.943	← 棄却限界			
11	P(T<=t) 両側	0.264				
12	t 境界値 両側	2.447				
13						

手順 6 片側有意確率 0.132 ＞有意水準 0.05

なので，有意水準 5％で，仮説 H_0 は棄却されません.

したがって，投与前から 30 分後に血漿インスリンは

1.2 以上増えているとはいえません.

<table>
<tr><td>演習
10.2</td><td>次のデータは，75 g 経口ブドウ糖負荷試験における
血漿インスリン（μU/mℓ）の変化を調べたものです．
次の仮説の検定をしてください．</td></tr>
</table>

仮説　　H$_0$：投与前と 60 分後では血漿インスリンの差は 1.2 である

対立仮説 H$_1$：投与から 60 分後に血漿インスリンは 1.2 以上増えている

表 10.3.5　ブドウ糖負荷試験によるインスリンの変化

被験者 No.	投与前	30 分後	60 分後
1	5.4	7.8	8.1
2	3.9	4.5	9.1
3	4.9	4.9	11.3
4	6.1	6.1	7.8
5	5.1	8.3	7.6
6	3.8	7.9	9.3
7	4.6	8.7	9.9

Excel に入力するとき、次のようにしましょう

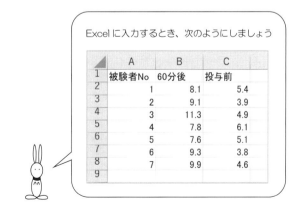

	A	B	C
1	被験者No	60分後	投与前
2	1	8.1	5.4
3	2	9.1	3.9
4	3	11.3	4.9
5	4	7.8	6.1
6	5	7.6	5.1
7	6	9.3	3.8
8	7	9.9	4.6
9			

■２つの母比率の差の検定

例題 10.3	次のデータは，糖尿病の女性患者 235 人，男性患者 150 人について，10 年間追跡した結果です．神経障害の合併症を引き起こした人数は次のようになりました． Excel を使って，女性と男性とでは神経障害を引き起こす母比率に差があるかどうか検定しましょう．

仮説　　 H_0：２つのグループの比率に差はない

対立仮説 H_1：２つのグループの比率に差がある

表 10.3.6　糖尿病の合併症

	神経障害に かかった人	神経障害に かからなかった人
女性	72 人	163 人
男性	52 人	98 人

次のような片側検定は，非劣性試験のとき役に立ちます
　仮説　　 H_0：標準薬の比率 ― 新薬の比率 ＝ p
　仮説検定 H_1：標準薬の比率 ― 新薬の比率 ＜ p
仮説 H_0 が棄却されると，新薬と標準薬の差は p 以下であるとなります

ワークシートにデータを入力します.

	A	B	C	D	E
1		神経症にかかった人	神経症にかからなかった人	合計	
2	女性　A	72	163	235	
3	男性　B	52	98	150	
4					
5	Aの標本比率				
6	Bの標本比率				
7					
8	共通の比率				
9					
10	検定統計量		片側有意確率		
11			両側有意確率		
12					

手順 2 2つのグループの標本比率を計算します.

手順 3 共通の比率 p^{*} を計算します.

B5 のセルに $\boxed{=\text{B2/D2}}$

B6 のセルに $\boxed{=\text{B3/D3}}$

B8 のセルに $\boxed{=(\text{B2}+\text{B3})/(\text{D2}+\text{D3})}$

	A	B	C	D	E
1		神経障害にかかった人	神経障害にかからなかった人	合計	
2	女性　A	72	163	235	
3	男性　B	52	98	150	
4					
5	Aの標本比率	0.306			
6	Bの標本比率	0.347			
7					
8	共通の比率	=(B2+B3)/(D2+D3)			
9					
10	検定統計量		片側有意確率		
11			両側有意確率		
12					
13					

検定統計量を計算します．B10 のセルに

$$=ABS(B2/D2-B3/D3)/(B8*(1-B8)*(1/D2+1/D3))\string^0.5$$

	A	B	C	D	E
1		神経障害にかかった人	神経障害にかからなかった人	合計	
2	女性　A	72	163	235	
3	男性　B	52	98	150	
4					
5	Aの標本比率	0.306			
6	Bの標本比率	0.347			
7					
8	共通の比率	0.322			
9					
10	検定統計量	=ABS(B2/D2-B3/D3)/(B8*(1-B8)*(1/D2+1/D3))^0.5			
11			両側有意確率		
12					

手順 5 標準正規分布を使って，片側有意確率を求めます．

D10 のセル $=1-NORM.S.DIST(B10,1)$

両側有意確率を計算します．

D11 のセル $=2*D10$

	A	B	C	D	E
1		神経症にかかった人	神経症にかからなかった人	合計	
2	女性　A	72	163	235	
3	男性　B	52	98	150	
4					
5	Aの標本比率	0.306			
6	Bの標本比率	0.347			
7					
8	共通の比率	0.322			
9					
10	検定統計量	0.825	片側有意確率	0.205	
11			両側有意確率	0.409	
12					

手順 6 両側有意確率 0.409 ＞有意水準 0.05

なので，有意水準 5%で，仮説は棄却されません．

したがって，女性と男性とでは神経障害を引き起こす比率に

差があるとはいえません．

演習	次のデータは糖尿病の女性患者294人，男性患者122人について
10.3	10年間追跡調査した結果です．糖尿病性網膜症と診断された人数は

次のようになりました．

Excelを使って，女性と男性とでは糖尿病性網膜症にかかる比率に
差があるかどうか検定してください．

表10.3.7　糖尿病の合併症

	網膜症に かかった人	網膜症に かからなかった人
女性	53人	241人
男性	25人	97人

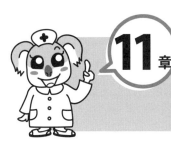

11章 1元配置の分散分析の求め方

Section 11.1　分散分析のはなし

分散分析とは，3つ以上のグループ間の差の検定のことです．

たとえば……

> **3つのグループの分散分析**
>
> | グループ A$_1$ | グループ A$_2$ | グループ A$_3$ |
> |---|---|---|
> | 正規母集団 | 正規母集団 | 正規母集団 |
> | 母平均 μ_1 | 母平均 μ_2 | 母平均 μ_3 |
>
> 仮説 H$_0$：$\mu_1 = \mu_2 = \mu_3$

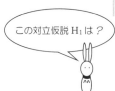

この対立仮説 H$_1$ は？

つまり，1元配置の分散分析とは

　　　　"3つのグループ間に差があるかどうか？"

を3つの母平均 μ_1, μ_2, μ_3 に注目して検定する統計処理のことです．

　平均値はグループを代表する値なので，

3つの母平均の間に 差がある	3つのグループの間に 差がある

というわけです！

データの型は，次のようになります．

表 11.1.1　１元配置のデータの型

No.	グループA_1	No.	グループA_2	No.	グループA_3
1	x_{11}	1	x_{21}	1	x_{31}
2	x_{12}	2	x_{22}	2	x_{32}
$\vdots$	$\vdots$	$\vdots$	$\vdots$	$\vdots$	$\vdots$
N_1	x_{1N_1}	N_2	x_{2N_2}	N_3	x_{3N_3}

このデータの型を１元配置といいます．

分散分析では，次のように

- グループのことを**水準**

- グループの種類のことを**因子**

といいます．

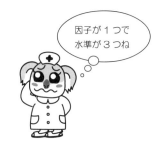

因子が１つで
水準が３つね

因子 ➡	グループの種類
水準 1 ➡	グループ A_1
水準 2 ➡	グループ A_2
水準 3 ➡	グループ A_3

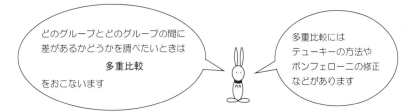

どのグループとどのグループの間に
差があるかどうかを調べたいときは
多重比較
をおこないます

多重比較には
テューキーの方法や
ボンフェローニの修正
などがあります

因子が2つの場合は，データの型は少し複雑になって……

表11.1.2　2元配置のデータの型

因子A ＼ 因子B	因子 B の水準 1 グループ B_1	因子 B の水準 2 グループ B_1	……	因子 B の水準 b グループ B_b
因子 A の水準 1 ➡ グループ A_1	x_{111} x_{112} $\vdots$ x_{11N}	x_{121} x_{122} $\vdots$ x_{12N}	……	x_{1b1} x_{1b2} $\vdots$ x_{1bN}
因子 A の水準 2 ➡ グループ A_2	x_{211} x_{212} $\vdots$ x_{21N}	x_{221} x_{222} $\vdots$ x_{22N}	……	x_{2b1} x_{2b2} $\vdots$ x_{2bN}
$\vdots$	$\vdots$	$\vdots$	$\ddots$	$\vdots$
因子 A の水準 a ➡ グループ A_a	x_{a11} x_{a12} $\vdots$ x_{a1N}	x_{a21} x_{a22} $\vdots$ x_{a2N}	……	x_{ab1} x_{ab2} $\vdots$ x_{abN}

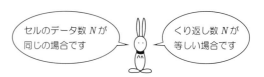

セルのデータ数 N が同じの場合です

くり返し数 N が等しい場合です

つまり

  - 1元配置とは，因子が1つ
  - 2元配置とは，因子が2つ
  - 3元配置とは，因子が3つ

というわけです.

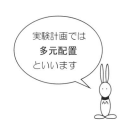

実験計画では
多元配置
といいます

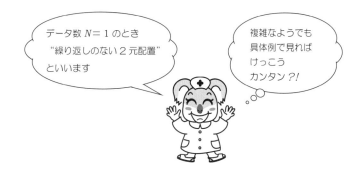

データ数 $N = 1$ のとき
"繰り返しのない2元配置"
といいます

複雑なようでも
具体例で見れば
けっこう
カンタン *?!*

■ここでは，1元配置に注目しましょう*!!*

1元配置の分散分析には，次の2種類があります.

  ❶グループ間に対応がない場合

  ❷グループ間に対応がある場合

具体例は，次のページです.

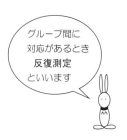

グループ間に
対応があるとき
反復測定
といいます

　次のデータは，糖尿病の治療に用いられる 3 種類の経口薬について，
投与前と 30 分後にそれぞれ測定した血糖値の差（投与前 − 30 分後）です．

表 11.1.3　3 種類の糖尿病治療の経口薬

経口薬 A

No.	血糖値差
1	110
2	65
3	78
4	83
5	27
6	132
7	141
8	109
9	86
10	87
11	66
12	78
13	81
14	95
15	92

経口薬 B

No.	血糖値差
1	124
2	89
3	81
4	103
5	139
6	155
7	87
8	154
9	116
10	94
11	137
12	81
13	76
14	89
15	114

経口薬 C

No.	血糖値差
1	84
2	59
3	62
4	41
5	129
6	124
7	87
8	99
9	59
10	56
11	134
12	82
13	67
14	68
15	77

　このデータの場合，知りたいことは

　　　"3 種類の経口薬 A, B, C において，投与後の効果に差があるのか？"

ということです．

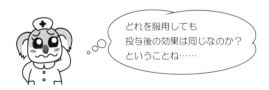

どれを服用しても
投与後の効果は同じなのか？
ということね……

次のデータは，健康な人にブドウ糖負荷試験をした結果です．

投与前，30分後，60分後，90分後，120分後に血糖値を測定しました．

表 11.1.4　ブドウ糖負荷試験における血糖値の変化

被験者 No.	投与前	30分後	60分後	90分後	120分後
1	84	132	145	106	80
2	96	151	168	124	63
3	75	143	184	117	87
4	110	169	176	113	100
5	82	156	182	101	96
6	105	145	159	98	72

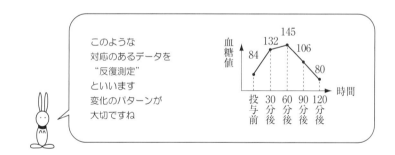

このような
対応のあるデータを
"反復測定"
といいます
変化のパターンが
大切ですね

このデータの場合，知りたいことは

- 血糖値が時間の経過に従ってどのように変化しているか

- 投与前に比べて，何分後に血糖値が上がったのか

- 何分後に血糖値が元の値に戻ったのか

といったことです．

Section **11.2**　　**1元配置の分散分析──対応のない因子の場合**

次のデータを使って，1元配置の分散分析を考えてみましょう．

表11.2.1　3種類の経口薬における血糖値の変化

グループ	投与前と30分後の血糖値差								グループの平均	全平均
薬A	110 65 78 83 27 132 141 109 86 87 66 78 81 95 92								88.67	
薬B	124 89 81 103 139 155 87 154 116 94 137 81 76 89 114								109.27	93.27
薬C	84 59 62 41 129 124 87 99 59 56 134 82 67 68 77								81.87	

知りたいことは

　　　　"3つのグループ A, B, C の間に差があるかどうか"

ということです．

　仮説 H_0 は，次のようになります．

　　　　仮説 H_0：3種類の経口薬 A, B, C の血糖値差は同じ

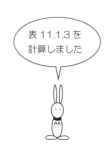

表11.1.3を
計算しました

　この仮説 H_0 を検定するために，グループ間変動 S_A を調べてみましょう．

　グループ間の変動が大きければ

　　　　"3つのグループ間に差がある"

というわけです．

グループ間変動

グループ間変動 S_A とは，次のような

"グループの平均値と全平均との差の2乗和"

のことです.

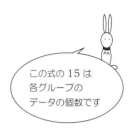

この式の15は
各グループの
データの個数です

$$S_A = 15 \times (88.67 - 93.27)^2 + 15 \times (109.27 - 93.27)^2 + 15 \times (81.87 - 93.27)^2$$
$$= 6106.8$$

3つのグループ間に差があるときは，このグループ間変動 S_A が大きくなります.

でも，このグループ間変動 $S_A = 6106.8$ だけでは，

大きい値なのか，小さい値なのか判定できませんね.

そこで，グループ間変動の大小を比較をするために

グループ内変動　や　全変動

も調べてみましょう.

グループ間変動の
6106.8は大きいの？
それとも小さいの？

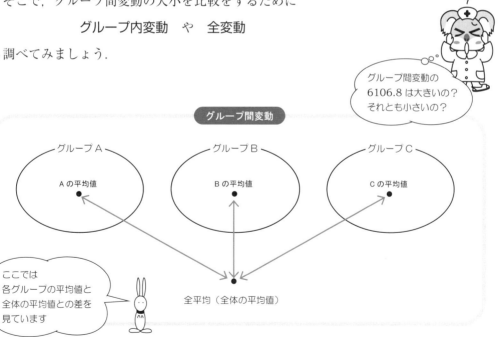

グループ間変動

ここでは
各グループの平均値と
全体の平均値との差を
見ています

グループ内変動

グループ内変動 S_E とは

"それぞれのグループ内でのデータと平均値との差の2乗和"

のことです.

$$S_E = (110 - 88.67)^2 + (65 - 88.67)^2 + \cdots + (95 - 88.67)^2 + (92 - 88.67)^2$$
$$+ (124 - 109.27)^2 + (89 - 109.27)^2 + \cdots + (89 - 109.27)^2 + (114 - 109.27)^2$$
$$+ (84 - 81.87)^2 + (59 - 81.87)^2 + \cdots + (68 - 81.87)^2 + (77 - 81.87)^2$$
$$= 32322.0$$

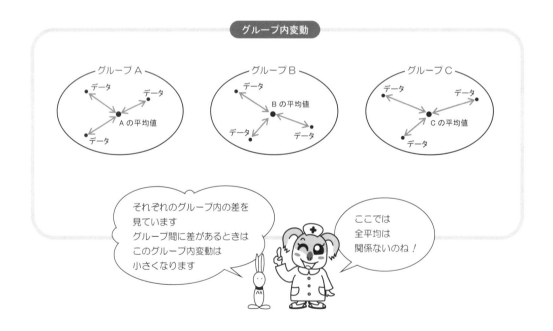

全変動 S_T とは

  "データと全平均との差の 2 乗和"

のことです.

$$S_T = \quad (110 - 93.27)^2 + (65 - 93.27)^2 + \cdots + (95 - 93.27)^2 + (92 - 93.27)^2$$
$$+ (124 - 93.27)^2 + (89 - 93.27)^2 + \cdots + (89 - 93.27)^2 + (114 - 93.27)^2$$
$$+ (84 - 93.27)^2 \ + (59 - 93.27)^2 + \cdots + (68 - 93.27)^2 + (77 - 93.27)^2$$
$$= 38428.8$$

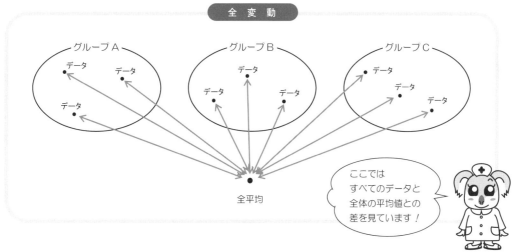

全 変 動

ここでは
すべてのデータと
全体の平均値との
差を見ています！

よく見ると，この 3 つの変動の間には，次の等式が成り立っています！

全変動		グループ間変動		グループ内変動
38428.8	=	6106.8	+	32322.0

分散分析表から検定統計量 *F* 値を！

そこで

"グループ内変動に比べてグループ間変動が大きい"

ときに

"グループ間に差がある"

と考えることにしましょう.

といっても

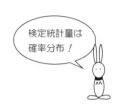

$$\frac{\text{グループ間変動}}{\text{グループ内変動}} = \frac{6106.8}{32328.0}$$

は，検定統計量ではありません.

1 元配置の分散分析の検定統計量は，次の表を利用して求めます.

表 11.2.2　1 元配置の分散分析表

変　動	平方和	自由度	平均平方	*F* 値
グループ間変動	6106.8	2	3053.4	3.968
グループ内変動	32322.0	42	769.571	
全変動	38428.8	44		

$$\frac{6106.8}{2} = 3053.4$$

$$\frac{32322.0}{42} = 769.571$$

この *F* 値が
求める検定統計量です

$$\frac{3053.4}{769.571} = 3.968$$

この検定統計量 F 値は，自由度 $(2, 42)$ の F 分布に従います．

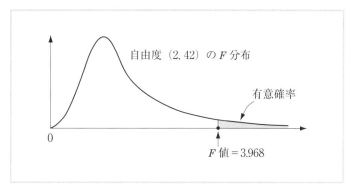

図 11.2.1　検定統計量と有意確率

そこで，F 値 $= 3.968$ が，次の棄却域に入っていれば，
有意水準 5% で，仮説 H_0 を棄却します．

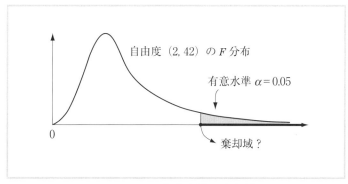

図 11.2.2　有意水準と棄却域

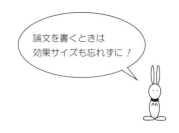

でも，次の有意確率（＝面積）を使えば，もっとカンタンです！

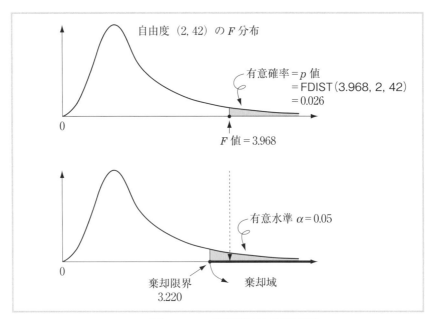

図 11.2.3　有意確率と有意水準

有意確率と有意水準を比較すると

$$有意確率\ 0.026 \leq 有意水準\ 0.05$$

なので，有意水準 5％で仮説 H_0 は棄却されます．

論文を書くときは
効果サイズも忘れずに！

もちろん…

検定統計量と棄却限界を比較しても

$$F \text{値} 3.968 \geqq \text{棄却限界} F(2, 42 ; 0.05) = 3.220$$

なので，有意水準 5% で仮説 H_0 は棄却されます．

以上のことから，

　　　　　"3 種類の経口薬 A, B, C の効果に差がある"

ことがわかりました．

仮説 H_0

```
        A
      //   \\
   B   =   C
```


対立仮説 H_1

```
     A          A          A          A
   // ⫲      ⫲ \\      ⫲ ⫲      ⫲ ⫲
  B ≠ C     B ≠ C     B = C     B ≠ C
```

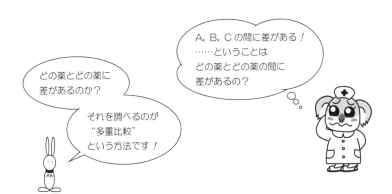

A, B, C の間に差がある！
……ということは
どの薬とどの薬の間に
差があるの？

どの薬とどの薬に
差があるのか？

それを調べるのが
"多重比較"
という方法です！

手順 1   ワークシートの上にデータを入力します.

	A	B	C	D	E	F	G	H	I
1	薬A	薬B	薬C						
2	110	124	84						
3	65	89	59						
4	78	81	62						
5	83	103	41						
6	27	139	129						
7	132	155	124						
8	141	87	87						
9	109	154	99						
10	86	116	59						
11	87	94	56						
12	66	137	134						
13	78	81	82						
14	81	76	67						
15	95	89	68						
16	92	114	77						
17									

先頭行は
ラベルとして
使います

手順 2   [データ] のメニューから [データ分析] を選択します.

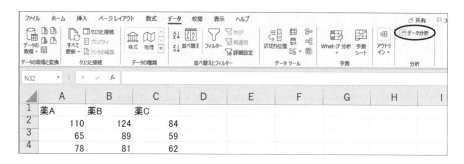

手順 3 次の画面が現れたら，［分散分析：一元配置］を選択します．

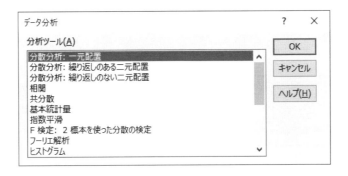

手順 4 次の画面になったら，［入力範囲］のところに

A1：C16

と入力して，［OK］．

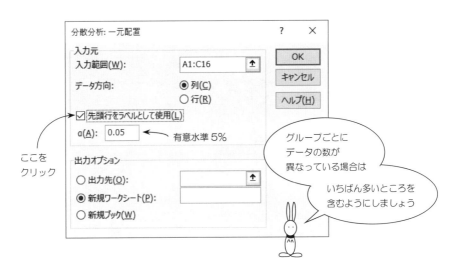

次のように1元配置の分散分析表が出力されます.

	A	B	C	D	E	F	G	H
1	分散分析: 一元配置							
2								
3	概要							
4	グループ	データの個数	合計	平均	分散			
5	薬A	15	1330	88.667	767.238			
6	薬B	15	1639	109.267	737.495			
7	薬C	15	1228	81.867	803.981			
8								
9								
10	分散分析表							
11	変動要因	変動	自由度	分散	観測された分散比	P-値	F 境界値	
12	グループ間	6106.8	2	3053.4	3.968	0.026	3.220	
13	グループ内	32322	42	769.571				
14								
15	合計	38428.8	44					
16								

これが求める
有意確率 p 値です

こちらは
棄却限界の値
ですね！

↑①

これが求める
検定統計量
F 値です

有意確率 $0.026 \leqq$ 有意水準 0.05

なので，有意水準 5% で仮説 H_0 は棄却されました.

したがって，3つのグループ間に差があることがわかりました.

←① Excel で計算された，観測された分散比と P 値と F 境界値は……

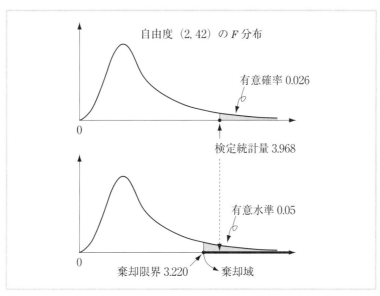

図 **11.2.4**

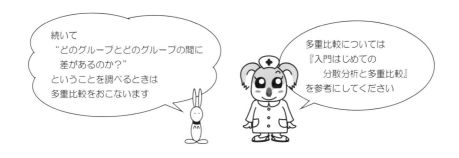

続いて
"どのグループとどのグループの間に
差があるのか？"
ということを調べるときは
多重比較をおこないます

多重比較については
『入門はじめての
分散分析と多重比較』
を参考にしてください

Section 11.3　1元配置の分散分析──対応のある因子の場合

次のデータを使って，対応のある1元配置の分散分析を考えてみましょう.

表11.3.1　ブドウ糖負荷試験における血糖値の変化

被験者 No.	投与前	30 分後	60 分後	90 分後	120 分後
1	84	132	145	106	80
2	96	151	168	124	63
3	75	143	184	117	87
4	110	169	176	113	100
5	82	156	182	101	96
6	105	145	159	98	72

このような
対応のあるデータを
"反復測定"
といいます

このデータは，次のようにながめると，2つの因子からなっています!!

因子 A ······ 被験者　　　因子 B ······ 時間

表11.3.2　くり返しのない2元配置のデータ

因子A ＼ 因子B	グループ B₁	グループ B₂	グループ B₃	グループ B₄	グループ B₅
グループ A₁	84	132	145	106	80
グループ A₂	96	151	168	124	63
グループ A₃	75	143	184	117	87
グループ A₄	110	169	176	113	100
グループ A₅	82	156	182	101	96
グループ A₆	105	145	159	98	72

■でも要注意!!

分散分析の基本は，データの変動です．

対応のあるデータの場合，
被験者についてのグループ間変動には興味がありません．
ここで知りたいのは，
時間についてのグループ間変動
です．

そこで，まず，次のような2元配置の分散分析表を作ります．

表11.3.3　くり返しのない2元配置の分散分析表

変　動	平方和	自由度	平均平方	F 値
被験者のグループ間変動				
時間のグループ間変動				ここ
グループ内変動				
全変動				

ここに注目!

そして，対応のある1元配置の分散分析をするときには
　　　　"時間のグループ間変動についての F 値"
にのみ，注目します!!

Excel の分析ツールを用いて，
このくり返しのない2元配置の分散分析表を完成させます．

手順 1　ワークシートの上に，データを入力します.

	A	B	C	D	E	F	G	H	I
1	被験者No.	投与前	30分後	60分後	90分後	120分後			
2	1	84	132	145	106	80			
3	2	96	151	168	124	63			
4	3	75	143	184	117	87			
5	4	110	169	176	113	100			
6	5	82	156	182	101	96			
7	6	105	145	159	98	72			
8									
9									

先頭の行は
ラベルとして
使います

手順 2　［データ］のメニューから［データ分析］を選択します.

	A	B	C	D	E	F	G	H	I
1	被験者No.	投与前	30分後	60分後	90分後	120分後			
2	1	84	132	145	106	80			
3	2	96	151	168	124	63			
4	3	75	143	184	117	87			
5	4	110	169	176	113	100			
6	5	82	156	182	101	96			
7	6	105	145	159	98	72			
8									
9									

手順 3 次の画面が現れたら，［分散分析：繰り返しのない二元配置］
を選択します.

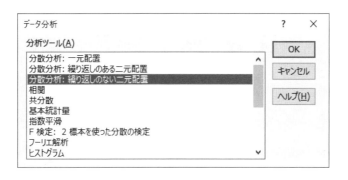

手順 4 次の画面になったら，［入力範囲］のところへ

A1：F7

と入力して，［OK］.

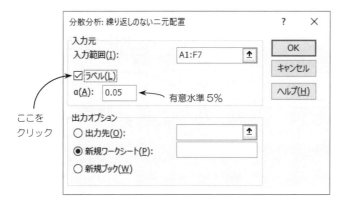

	A	B	C	D	E	F	G	H
1	分散分析: 繰り返しのない二元配置							
2								
3	概要	データの個数	合計	平均	分散			
4	1	5	547	109.4	824.8			
5	2	5	602	120.4	1776.3			
6	3	5	606	121.2	1935.2			
7	4	5	668	133.6	1290.3			
8	5	5	617	123.4	1865.8			
9	6	5	579	115.8	1267.7			
10								
11	投与前	6	552	92	192.4			
12	30分後	6	896	149.333	158.667			
13	60分後	6	1014	169	224			
14	90分後	6	659	109.833	98.967			
15	120分後	6	498	83	200.8			
16								
17								
18	分散分析表							
19	変動要因	変動	自由度	分散	観測された分散比	P-値	F 境界値	
20	行	1628.567	5	325.713	2.373	0.076	2.711	
21	列	33094.8	4	8273.7	60.269	7.12339E-11	2.866	
22	誤差	2745.6	20	137.28				
23								
24	合計	37468.967	29					
25								

対応のあるとき
ここは使いません！

こちらが
対応のある１元配置の
検定統計量で

こちらは
対応のある１元配置の
有意確率です

↑①

　この分析結果はくり返しのない２元配置の分散分析表なのですが
実は，対応のある１元配置の分散分析に使えます *!!*

左ページの説明です !!

対応のある
一元配置の分散分析
では

この欄は
使いません

←① Excel で計算された F 値と P 値は……

変　動	平方和	自由度	平均平方	F 値	有意確率
被験者のグループ間変動					
時間のグループ間変動	33094.8	4	8273.7	60.269	7.123E − 11
グループ内変動	2745.6	20	137.28		
全変動	37468.97	29			

7.123E − 11
= 7.123 × 10^{-11}
= 0.0000000000712

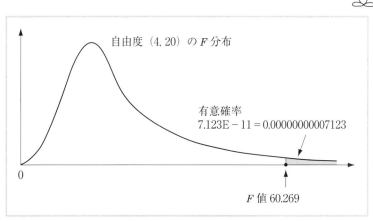

自由度 (4, 20) の F 分布

有意確率
7.123E − 11 = 0.00000000007123

0

F 値 60.269

図 11.3.1　F 値と有意確率

手順 1 仮説 H_0 と対立仮説 H_1 をたてます.

仮説 　　H_0：時間の経過によって，血糖値に変化は見られない

対立仮説 H_1：時間の経過によって，血糖値に変化が見られる

手順 2 くり返しのない2元配置の分散分析表から

検定統計量と有意確率を求めます.

検定統計量

F 値 $= 60.269$

有意確率

p 値 $= 0.00000$

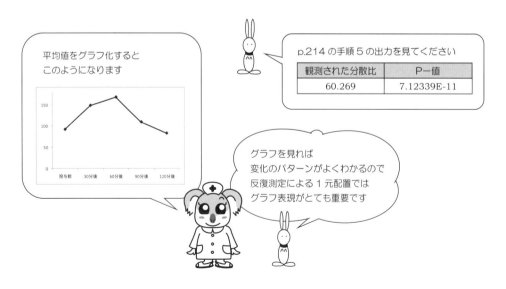

平均値をグラフ化すると
このようになります

p.214 の手順5の出力を見てください

観測された分散比	P-値
60.269	7.12339E-11

グラフを見れば
変化のパターンがよくわかるので
反復測定による1元配置では
グラフ表現がとても重要です

手順 3 有意確率と有意水準を比較します.

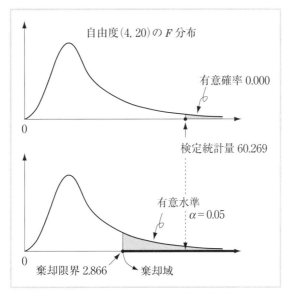

図 11.3.2 有意確率と有意水準

よって

$$有意確率\ 0.000 \leqq 有意水準\ 0.05$$

なので, 有意水準 5% で仮説 H_0 は棄却されます.

したがって,

"時間の経過によって, 血糖値は変化している"

ことがわかりました.

この変化のようすについては, グラフで確認しておきましょう!!

理解度チェック ―例題と演習―

■ 1 元配置の分散分析

例題	次のデータは，糖尿病治療薬 A, B, C について，
11.1	薬 A を投与したグループ，

薬 B を投与したグループ，

薬 A + 薬 C を投与したグループ

について，血糖値を測定した結果です．

1 元配置の分散分析により，3 つのグループ間に差があるかどうかを

Excel を使用して，検定しましょう．

表 11.3.4　3 種類の糖尿病治療薬

No.	薬 A	No.	薬 B	No.	薬 A + 薬 C
1	110	1	124	1	104
2	65	2	89	2	147
3	78	3	81	3	163
4	83	4	103	4	101
5	27	5	139	5	115
6	132	6	155	6	179
7	141	7	87	7	157
8	109	8	154	8	152
9	86	9	116	9	124
10	87	10	94	10	139
11	66	11	137	11	167
12	78	12	81	12	119
13	81	13	76	13	97
14	95	14	89	14	116
15	92	15	114	15	94

手順 1 仮説と対立仮説をたてます.

仮説 H_0：3つのグループ間に差はない

対立仮説 H_1：3つのグループ間に差がある

ワークシートにデータを入力してください.

	A	B	C	D	E	F	G	H
1	薬A	薬B	薬A＋薬C					
2	110	124	104					
3	65	89	147					
4	78	81	163					
5	83	103	101					
6	27	139	115					
7	132	155	179					
8	141	87	157					
9	109	154	152					
10	86	116	124					
11	87	94	139					
12	66	137	167					
13	78	81	119					
14	81	76	97					
15	95	89	116					
16	92	114	94					
17								

手順 2 ［データ］のメニューから［データ分析］を選択.

手順 3 分析ツールを選ぶ画面が現れたら，［分散分析：一元配置］を選択.

手順 4 入力範囲を指定する画面になったら，［入力範囲］に A1：C16 と入力.
このとき，［先頭行をラベルとして使用］もクリックして，［OK］.

	A	B	C	D	E	F	G	H
1	分散分析: 一元配置							
2								
3	概要							
4	グループ	データの個数	合計	平均		分散		
5	薬A	15	1330	88.667		767.238		
6	薬B	15	1639	109.267		737.495		
7	薬A＋薬C	15	1974	131.6		777.4		
8								
9								
10	分散分析表							
11	変動要因	変動	自由度	分散	観測された分散比	P−値	F 境界値	
12	グループ間	13832.044	2	6916.022	9.092	0.0005	3.220	
13	グループ内	31949.867	42	760.711				
14								
15	合計	45781.911	44					
16								
17								
18								

これが
有意確率です

手順 **6** 有意確率と有意水準 0.05 を比較します.

$$有意確率\ 0.0005 \leqq 有意水準\ 0.05$$

なので,有意水準 5% で,仮説 H_0 は棄却されました.

したがって,3 つのグループ間に差があることがわかります.

例題 11.1 の SPSS による出力です

ANOVA

	Sum of Squares	df	Mean Square	F	Sig.
Between Groups	13832.044	2	6916.022	9.092	.001
Within Groups	31949.867	42	760.711		
Total	45781.911	44			

演習 11.1	次のデータは，糖尿病治療薬 A, C, D について，

次のデータは，糖尿病治療薬 A, C, D について，

薬 A を投与したグループ，

薬 C を投与したグループ，

薬 A + 薬 D を投与したグループ

について，血糖値を測定した結果です．

1 元配置の分散分析により，3 種類の治療薬に差があるかどうかを，

Excel を使って調べてください．

表 11.3.5　3 種類の糖尿病治療薬

No.	薬 A	No.	薬 C	No.	薬 A + 薬 D
1	110	1	84	1	158
2	65	2	59	2	93
3	78	3	62	3	153
4	83	4	41	4	112
5	27	5	129	5	84
6	132	6	124	6	169
7	141	7	87	7	173
8	109	8	99	8	146
9	86	9	59	9	131
10	87	10	56	10	102
11	66	11	134	11	81
12	78	12	82	12	159
13	81	13	67	13	147
14	95	14	68	14	71
15	92	15	77	15	136

■対応のある1元配置の分散分析

例題 11.2	次のデータは，糖尿病患者の人にブドウ糖負荷試験をおこなった結果です． Excelの分析ツールを使って， くり返しのない2元配置の分散分析表を作りましょう．

表11.3.6 糖尿病患者におけるブドウ糖負荷試験

被験者No.	投与前	30分後	60分後	90分後	120分後
1	152	326	484	378	311
2	138	302	275	252	249
3	145	389	360	331	206
4	163	481	451	397	327
5	171	458	526	469	415

仮説　　H_0：投与前から120分後の間で血糖値に変化はない

対立仮説 H_1：投与前から120分後の間で血糖値は変化する

手順 1　ワークシートにデータを入力しましょう．

	A	B	C	D	E	F	G	H
1	被験者No.	投与前	30分後	60分後	90分後	120分後		
2	1	152	326	484	378	311		
3	2	138	302	275	252	249		
4	3	145	389	360	331	206		
5	4	163	481	451	397	327		
6	5	171	458	526	469	415		
7								
8								

手順	2	［データ］のメニューから，［データ分析］を選択しましょう．

手順	3	分析ツールを選ぶ画面が現れたら，［分散分析：繰り返しのない二元配置］ を選択しましょう．

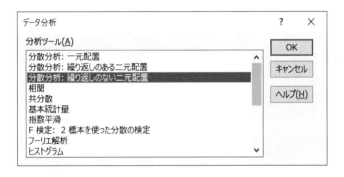

手順	4	入力範囲を指定する画面になったら，［入力範囲］に A1：F6 と入力．

このとき，［ラベル］をクリックすることも忘れないでください．

そして，［OK］．

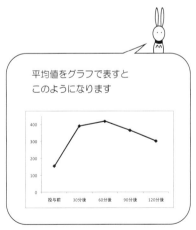

平均値をグラフで表すと
このようになります

	A	B	C	D	E	F	G	H
1	分散分析: 繰り返しのない二元配置							
2								
3	概要	データの個数	合計	平均	分散			
4	1	5	1651	330.2	14520.2			
5	2	5	1216	243.2	3911.7			
6	3	5	1431	286.2	11097.7			
7	4	5	1819	363.8	16029.2			
8	5	5	2039	407.8	19090.7			
9								
10	投与前	5	769	153.8	177.7			
11	30分後	5	1956	391.2	6184.7			
12	60分後	5	2096	419.2	10228.7			
13	90分後	5	1827	365.4	6483.3			
14	120分後	5	1508	301.6	6374.8			
15								
16								
17	分散分析表							
18	変動要因	変動	自由度	分散	観測された分散比	P-値	F 境界値	
19	行	82886.56	4	20721.64	9.497	0.000394	3.007	
20	列	223687.76	4	55921.94	25.630	8.7367E-07	3.007	
21	誤差	34910.24	16	2181.89				
22								
23	合計	341484.56	24					
24								

こちらが
検定統計量で

こちらは
有意確率です

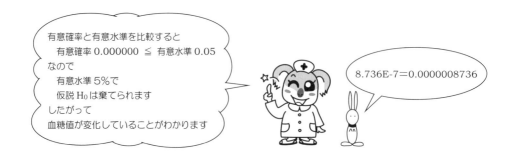

有意確率と有意水準を比較すると
　有意確率 0.000000 ≦ 有意水準 0.05
なので
　有意水準 5%で
　仮説 H_0 は棄てられます
したがって
血糖値が変化していることがわかります

8.736E-7＝0.0000008736

<table>
<tr><td rowspan="2">**演習**
11.2</td><td colspan="2">次のデータは，75 g 経口ブドウ糖負荷試験における
血漿インスリン（μU/ml）の変化を調べたものです．
Excel の分析ツールを使って，
くり返しのない 2 元配置の分散分析表を作ってください．</td></tr>
</table>

表 11.3.7　ブドウ糖負荷試験によるインスリンの変化

被験者 No.	投与前	30 分後	60 分後	90 分後	120 分後	180 分後
1	5.4	7.8	8.1	8.4	9.7	10.2
2	3.9	4.5	9.1	9.2	8.5	8.2
3	4.9	4.9	11.3	12.4	10.5	9.3
4	6.1	6.1	7.8	9.6	11.9	9.8
5	5.1	8.3	7.6	7.8	8.2	7.9
6	3.8	7.9	9.3	10.5	14.7	12.6
7	4.6	8.7	9.9	7.6	9.3	9.6

例題 11.2 の SPSS による出力です

Mauchly's W	Approx. Chi-Square	df	Sig.
.059	6.832	9	.736

	Type III Sum of Squares	df	Mean Square	F
Sphericity Assumed	223687.760	4	55921.940	25.630

Section 11.3　1 元配置の分散分析—対応のある因子の場合　　225

付　録　　サンプルサイズと検定の関係

● 2 つの母比率の差の検定─片側検定

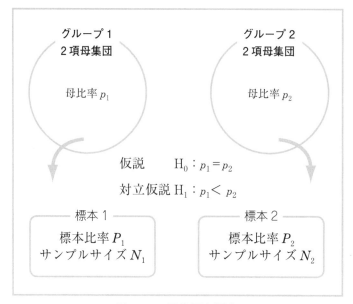

グループ 1
2 項母集団

母比率 p_1

グループ 2
2 項母集団

母比率 p_2

仮説　　　$H_0 : p_1 = p_2$

対立仮説 $H_1 : p_1 < p_2$

標本 1

標本比率 P_1
サンプルサイズ N_1

標本 2

標本比率 P_2
サンプルサイズ N_2

図 12.1　母集団と標本

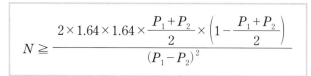

これは 2 つのグループの
サンプルサイズが
等しい場合です
$N = N_1 = N_2$

このとき，標本の個数 N（サンプルサイズ）が

$$N \geqq \frac{2 \times 1.64 \times 1.64 \times \dfrac{P_1 + P_2}{2} \times \left(1 - \dfrac{P_1 + P_2}{2}\right)}{(P_1 - P_2)^2}$$

をみたすと，有意水準 5% で，仮説 H_0 は棄却されます．

たとえば……

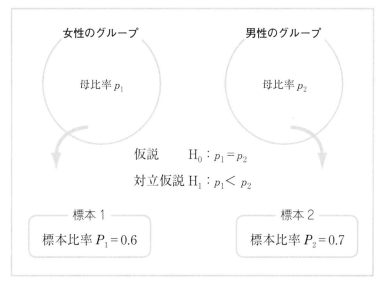

図 12.2　母集団と標本

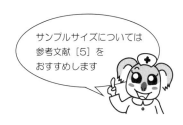

このとき，サンプルサイズ N（標本の個数）が

$$N \geqq \frac{2 \times 1.64 \times 1.64 \times \dfrac{0.6+0.7}{2} \times \left(1 - \dfrac{0.6+0.7}{2}\right)}{(0.6-0.7)^2}$$

をみたしていると，有意水準 5% で，仮説 H_0 が棄却されます．

サンプルサイズと検出力の関係

検出力とは，次の部分の面積 $1-\beta$（＝確率）のことです．

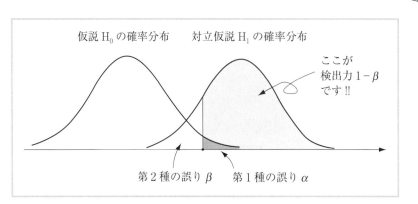

図12.3　検出力 $1-\beta$

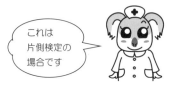

2つの母比率の差の検定の場合—片側検定

サンプルサイズ N と検出力 $1-\beta$ の間には，次の関係があります．

- グループ1の標本比率を P_1
- グループ2の標本比率を P_2

としたとき，各グループのサンプルサイズ N が

$$N \geqq \frac{\left\{ z_\alpha \times \sqrt{2 \times \dfrac{P_1+P_2}{2} \times \left(1 - \dfrac{P_1+P_2}{2}\right)} - z_{1-\beta} \times \sqrt{P_1 \times (1-P_1) + P_2 \times (1-P_2)} \right\}^2}{(P_1-P_2)^2}$$

をみたすとき，有意水準 α，検出力 $1-\beta$ で，仮説 H_0 は棄却されます．

たとえば……

- グループ 1 の標本比率 $P_1 = 0.6$
- グループ 2 の標本比率 $P_2 = 0.7$
- 有意水準 $\alpha = 0.05$
- 検出力 $1 - \beta = 0.8$

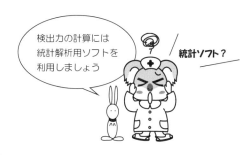

とします.

このとき, z_α, $z_{1-\beta}$ は次のようになります.

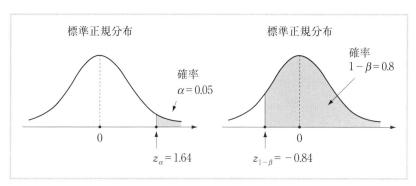

図 12.4　確率 α の z_α と確率 $(1-\beta)$ の $z_{1-\beta}$

したがって, 各グループのサンプルサイズ N が

$$N \geqq \frac{\left\{ 1.64 \times \sqrt{2 \times \dfrac{0.6+0.7}{2} \times \left(1 - \dfrac{0.6+0.7}{2} \right)} - (-0.84) \times \sqrt{0.6 \times (1-0.6) + 0.7 \times (1-0.7)} \right\}^2}{(0.6-0.7)^2}$$

をみたしていると, 有意水準 0.05, 検出力 0.8 で, 仮説 H_0 は棄却されます.

研究論文で

"効果サイズ"

が利用されるようになってきています.

　効果サイズとは,

"effect size"

のことです.

　この effect size は **"効果量"** とも訳され,

　　　「研究論文や報告書の際に, 記入すべき統計量」

とされています.

　研究論文における統計処理といえば,

　　● 統計的推定 ⇒ 区間推定
　　● 統計的検定 ⇒ 仮説の検定

が中心的な話題になります.

　ところが, この統計的検定には,

　　　「データ数を大きくすると, 有意確率が小さくなる」

という傾向があります.

　したがって,

　　　「仮説を棄却するには, データ数を大きくすればよい」

ということになります.

　そこで, このような統計的検定の性質に対し,

　　　「データ数にたよらない研究成果の評価基準」

として, 効果サイズが利用されるようになってきているのです.

検定のときは忘れずにね！

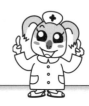

参　考　文　献

［1］『疫学──基礎から学ぶために』日本疫学会編集，1996，南江堂

［2］『疫学入門──医学・医療・生物学のために（第3版）』土屋健三郎編著，1997，医学書院

［3］『疫学マニュアル（第5版）』柳川 洋編，1996，南山堂

［4］『疫学・保健統計〈保健学講座8〉』豊川裕之編，1997，メヂカルフレンド社

［5］『サンプルサイズの決め方（統計ライブラリー）』永田靖著，2003，朝倉書店

●東京図書刊

［6］『よくわかる微分積分』有馬哲，石村貞夫著，1988

［7］『すぐわかる統計解析』石村貞夫著，1993

［8］『すぐわかる統計用語の基礎知識』石村貞夫他著，2016

［9］『すぐわかる統計処理の選び方』石村貞夫他著，2010

［10］『Excelでやさしく学ぶ統計解析2013』石村貞夫他著，2013

［11］『SPSSでやさしく学ぶ統計解析（第5版)』石村貞夫他著，2013

［12］『SPSSによる分散分析と多重比較の手順（第5版)』石村貞夫他著，2015

［13］『SPSSによる医学・歯学・薬学のための統計解析(第4版)』石村貞夫他著，2016

［14］『SPSSによる統計処理の手順（第7版)』石村貞夫他著，2013

［15］『入門はじめての統計解析』石村貞夫著，2006

［16］『入門はじめての分散分析と多重比較』石村貞夫，石村光資郎著，2008

［17］『よくわかる統計学 介護福祉・栄養管理データ編（第2版)』石村貞夫他著，2013

［18］『よくわかる統計学 看護医療データ編（第2版)』石村貞夫他著，2015

数表 1　標準正規分布の各パーセント点

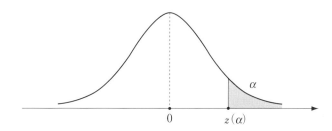

α	$z(\alpha)$	α	$z(\alpha)$	α	$z(\alpha)$	α	$z(\alpha)$	α	$z(\alpha)$
0.50	0.00	0.050	1.64	0.030	1.88	0.020	2.05	0.010	2.33
0.45	0.13	0.048	1.66	0.029	1.90	0.019	2.07	0.009	2.37
0.40	0.25	0.046	1.68	0.028	1.91	0.018	2.10	0.008	2.41
0.35	0.39	0.044	1.71	0.027	1.93	0.017	2.12	0.007	2.46
0.30	0.52	0.042	1.73	0.026	1.94	0.016	2.14	0.006	2.51
0.25	0.67	0.040	1.75	0.025	1.96	0.015	2.17	0.005	2.58
0.20	0.84	0.038	1.77	0.024	1.98	0.014	2.20	0.004	2.65
0.15	1.04	0.036	1.80	0.023	2.00	0.013	2.23	0.003	2.75
0.10	1.28	0.034	1.83	0.022	2.01	0.012	2.26	0.002	2.88
0.05	1.64	0.032	1.85	0.021	2.03	0.011	2.29	0.001	3.09

数表 2 自由度 m のカイ 2 乗分布の各パーセント点

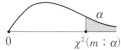

α m	0.990	0.975	0.950	0.050	0.025	0.010
1	157088×10^{-9}	982069×10^{-9}	393214×10^{-8}	3.84146	5.02389	6.63490
2	0.0201007	0.0506356	0.102587	5.99147	7.37776	9.21034
3	0.114832	0.215795	0.351846	7.81473	9.34840	11.3449
4	0.297110	0.484419	0.710721	9.48773	11.1433	13.2767
5	0.554300	0.831211	1.145476	11.0705	12.8325	15.0863
6	0.872085	1.237347	1.63539	12.5916	14.4494	16.8119
7	1.239043	1.68987	2.16735	14.0671	16.0128	18.4753
8	1.646482	2.17973	2.73264	15.5073	17.5346	20.0902
9	2.087912	2.70039	3.32511	16.9190	19.0228	21.6660
10	2.55821	3.24697	3.94030	18.3070	20.4831	23.2093
11	3.05347	3.81575	4.57481	19.6751	21.9200	24.7250
12	3.57056	4.40379	5.22603	21.0261	23.3367	26.2170
13	4.10691	5.00874	5.89186	22.3621	24.7356	27.6883
14	4.66043	5.62872	6.57063	23.6848	26.1190	29.1413
15	5.22935	6.26214	7.26094	24.9958	27.4884	30.5779
16	5.81221	6.90766	7.96164	26.2962	28.8454	31.9999
17	6.40776	7.56418	8.67176	27.5871	30.1910	33.4087
18	7.01491	8.23075	9.39046	28.8693	31.5264	34.8053
19	7.63273	8.90655	10.1170	30.1435	32.8523	36.1908
20	8.26040	9.59083	10.8508	31.4104	34.1696	37.5662
21	8.89720	10.28293	11.5913	32.6705	35.4789	38.9321
22	9.54249	10.9823	12.3380	33.9244	36.7807	40.2894
23	10.19567	11.6885	13.0905	35.1725	38.0757	41.6384
24	10.8564	12.4011	13.8484	36.4151	39.3641	42.9798
25	11.5240	13.1197	14.6114	37.6525	40.6465	44.3141
26	12.1981	13.8439	15.3791	38.8852	41.9232	45.6417
27	12.8786	14.5733	16.1513	40.1133	43.1944	46.9630
28	13.5648	15.3079	16.9279	41.3372	44.4607	48.2782
29	14.2565	16.0471	17.7083	42.5569	45.7222	49.5879
30	14.9535	16.7908	18.4926	43.7729	46.9792	50.8922
40	22.1643	24.4331	26.5093	55.7585	59.3417	63.6907
50	29.7067	32.3574	34.7642	67.5048	71.4202	76.1539
60	37.4848	40.4817	43.1879	79.0819	83.2976	88.3794
70	45.4418	48.7576	51.7392	90.5312	95.0231	100.425
80	53.5400	57.1532	60.3915	101.879	106.629	112.329
90	61.7541	65.6466	69.1260	113.145	118.136	124.116
100	70.0648	74.2219	77.9295	124.342	129.561	135.807

数表 3　自由度 m の t 分布の各パーセント点

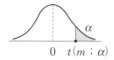

m \ α	0.25	0.1	0.05	0.025	0.01	0.005
1	1.000	3.078	6.314	12.706	31.821	63.657
2	0.816	1.886	2.920	4.303	6.965	9.925
3	0.765	1.638	2.353	3.182	4.541	5.841
4	0.741	1.533	2.132	2.776	3.747	4.604
5	0.727	1.476	2.015	2.571	3.365	4.032
6	0.718	1.440	1.943	2.447	3.143	3.707
7	0.711	1.415	1.895	2.365	2.998	3.499
8	0.706	1.397	1.860	2.306	2.896	3.355
9	0.703	1.383	1.833	2.262	2.821	3.250
10	0.700	1.372	1.812	2.228	2.764	3.169
11	0.697	1.363	1.796	2.201	2.718	3.106
12	0.695	1.356	1.782	2.179	2.681	3.055
13	0.694	1.350	1.771	2.160	2.650	3.012
14	0.692	1.345	1.761	2.145	2.624	2.977
15	0.691	1.341	1.753	2.131	2.602	2.947
16	0.690	1.337	1.746	2.120	2.583	2.921
17	0.689	1.333	1.740	2.110	2.567	2.898
18	0.688	1.330	1.734	2.101	2.552	2.878
19	0.688	1.328	1.729	2.093	2.539	2.861
20	0.687	1.325	1.725	2.086	2.528	2.845
21	0.686	1.323	1.721	2.080	2.518	2.831
22	0.686	1.321	1.717	2.074	2.508	2.819
23	0.685	1.319	1.714	2.069	2.500	2.807
24	0.685	1.318	1.711	2.064	2.492	2.797
25	0.684	1.316	1.708	2.060	2.485	2.787
26	0.684	1.315	1.706	2.056	2.479	2.779
27	0.684	1.314	1.703	2.052	2.473	2.771
28	0.683	1.313	1.701	2.048	2.467	2.763
29	0.683	1.311	1.699	2.045	2.462	2.756
30	0.683	1.310	1.697	2.042	2.457	2.750
40	0.681	1.303	1.684	2.021	2.423	2.704
60	0.679	1.296	1.671	2.000	2.390	2.660
120	0.677	1.289	1.658	1.980	2.358	2.617
∞	0.674	1.282	1.645	1.960	2.326	2.576

数表 4　自由度 (m_1, n_2) の F 分布の各パーセント点

$\alpha = 0.05$

n_2 \ m_1	1	2	3	4	5	6
1	161.45	199.50	215.71	224.58	230.16	233.99
2	18.513	19.000	19.164	19.247	19.296	19.330
3	10.128	9.5521	9.2766	9.1172	9.0135	8.9406
4	7.7086	6.9443	6.5914	6.3883	6.2560	6.1631
5	6.6079	5.7861	5.4095	5.1922	5.0503	4.9503
6	5.9874	5.1433	4.7571	4.5337	4.3874	4.2839
7	5.5914	4.7374	4.3468	4.1203	3.9715	3.8660
8	5.3177	4.4590	4.0662	3.8378	3.6875	3.5806
9	5.1174	4.2565	3.8626	3.6331	3.4817	3.3738
10	4.9646	4.1028	3.7083	3.4780	3.3258	3.2172
11	4.8443	3.9823	3.5874	3.3567	3.2039	3.0946
12	4.7472	3.8853	3.4903	3.2592	3.1059	2.9961
13	4.6672	3.8056	3.4105	3.1791	3.0254	2.9153
14	4.6001	3.7389	3.3439	3.1122	2.9582	2.8477
15	4.5431	3.6823	3.2874	3.0556	2.9013	2.7905
16	4.4940	3.6337	3.2389	3.0069	2.8524	2.7413
17	4.4513	3.5915	3.1968	2.9647	2.8100	2.6987
18	4.4139	3.5546	3.1599	2.9277	2.7729	2.6613
19	4.3808	3.5219	3.1274	2.8951	2.7401	2.6283
20	4.3513	3.4928	3.0984	2.8661	2.7109	2.5990
21	4.3248	3.4668	3.0725	2.8401	2.6848	2.5727
22	4.3009	3.4434	3.0491	2.8167	2.6613	2.5491
23	4.2793	3.4221	3.0280	2.7955	2.6400	2.5277
24	4.2597	3.4028	3.0088	2.7763	2.6207	2.5082
25	4.2417	3.3852	2.9912	2.7587	2.6030	2.4904
26	4.2252	3.3690	2.9751	2.7426	2.5868	2.4741
27	4.2100	3.3541	2.9604	2.7278	2.5719	2.4591
28	4.1960	3.3404	2.9467	2.7141	2.5581	2.4453
29	4.1830	3.3277	2.9340	2.7014	2.5454	2.4324
30	4.1709	3.3158	2.9223	2.6896	2.5336	2.4205
40	4.0848	3.2317	2.8387	2.6060	2.4495	2.3359
60	4.0012	3.1504	2.7581	2.5252	2.3683	2.2540
120	3.9201	3.0718	2.6802	2.4472	2.2900	2.1750
∞	3.8415	2.9957	2.6049	2.3719	2.2141	2.0986

$\alpha = 0.05$

7	8	9	10	12	15	20
236.77	238.88	240.54	241.88	243.91	245.95	248.01
19.353	19.371	19.385	19.396	19.413	19.429	19.446
8.8868	8.8452	8.8123	8.7855	8.7446	8.7029	8.6602
6.0942	6.0410	5.9988	5.9644	5.9117	5.8578	5.8025
4.8759	4.8183	4.7725	4.7351	4.6777	4.6188	4.5581
4.2066	4.1468	4.0990	4.0600	3.9999	3.9381	3.8742
3.7870	3.7257	3.6767	3.6365	3.5747	3.5108	3.4445
3.5005	3.4381	3.3881	3.3472	3.2840	3.2184	3.1503
3.2927	3.2296	3.1789	3.1373	3.0729	3.0061	2.9365
3.1355	3.0717	3.0204	2.9782	2.9130	2.8450	2.7740
3.0123	2.9480	2.8962	2.8536	2.7876	2.7186	2.6464
2.9134	2.8486	2.7964	2.7534	2.6866	2.6169	2.5436
2.8321	2.7669	2.7144	2.6710	2.6037	2.5331	2.4589
2.7642	2.6987	2.6458	2.6021	2.5342	2.4630	2.3879
2.7066	2.6408	2.5876	2.5437	2.4753	2.4035	2.3275
2.6572	2.5911	2.5377	2.4935	2.4247	2.3522	2.2756
2.6143	2.5480	2.4943	2.4499	2.3807	2.3077	2.2304
2.5767	2.5102	2.4563	2.4117	2.3421	2.2686	2.1906
2.5435	2.4768	2.4227	2.3779	2.3080	2.2341	2.1555
2.5140	2.4471	2.3928	2.3479	2.2776	2.2033	2.1242
2.4876	2.4205	2.3661	2.3210	2.2504	2.1757	2.0960
2.4638	2.3965	2.3419	2.2967	2.2258	2.1508	2.0707
2.4422	2.3748	2.3201	2.2747	2.2036	2.1282	2.0476
2.4226	2.3551	2.3002	2.2547	2.1834	2.1077	2.0267
2.4047	2.3371	2.2821	2.2365	2.1649	2.0889	2.0075
2.3883	2.3205	2.2655	2.2197	2.1479	2.0716	1.9898
2.3732	2.3053	2.2501	2.2043	2.1323	2.0558	1.9736
2.3593	2.2913	2.2360	2.1900	2.1179	2.0411	1.9586
2.3463	2.2782	2.2229	2.1768	2.1045	2.0275	1.9446
2.3343	2.2662	2.2107	2.1646	2.0921	2.0148	1.9317
2.2490	2.1802	2.1240	2.0772	2.0035	1.9245	1.8389
2.1665	2.0970	2.0401	1.9926	1.9174	1.8364	1.7480
2.0867	2.0164	1.9588	1.9105	1.8337	1.7505	1.6587
2.0096	1.9384	1.8799	1.8307	1.7522	1.6664	1.5705

索 引

著者紹介

石村友二郎（いしむらゆうじろう）　2009 年　東京理科大学理学部数学科卒業
　　　　　　　　　2014 年　早稲田大学大学院基幹理工研究科数学応用数理学科
　　　　　　　　　　　　　博士課程単位取得退学
　　　　　　　　　現　在　文京学院大学　教学 IR センター　特任助教　兼　戦略企
　　　　　　　　　　　　　画・IR 推進室職員
　　　　　　　　　　　　　修士（工学）

今福恵子（いまふくけいこ）　2006 年　静岡大学大学院人文社会科学研究科比較地域文化専攻修了
　　　　　　　　　現　在　日本赤十字豊田看護大学看護学部准教授
　　　　　　　　　　　　　博士（看護学）

監　修

石村貞夫（いしむらさだお）　1975 年　早稲田大学理工学部数学科卒業
　　　　　　　　　1977 年　早稲田大学大学院理工学研究科数学専攻修了
　　　　　　　　　現　在　石村統計コンサルタント代表
　　　　　　　　　　　　　理学博士　統計アナリスト

Excelで学ぶ医療（いりょう）・看護（かんご）のための統計入門（とうけいにゅうもん）

ⓒ Yujiro Ishimura, Keiko Imafuku & Sadao Ishimura, 2020

2020 年 9 月 25 日　第 1 版第 1 刷発行　　　　　　　　　　　　Printed in Japan

著　者　石　村　友二郎
　　　　今　福　恵　子
監　修　石　村　貞　夫
発行所　東京図書株式会社
〒102-0072 東京都千代田区飯田橋 3-11-19
振替 00140-4-13803　電話 03(3288)9461
http://www.tokyo-tosho.co.jp/

ISBN 978-4-489-02345-3